Vegan en cuisine 2023 des recettes saines et gourmandes

Émilie Dupont

Table des matières

Chou-fleur rôti au curry 10
Cari de pois chiches 12
Curry de lentilles brunes 14
Salade de chou frisé au pesto de tomates 16
Soupe aux haricots blancs mijotée 17
wrap au tofu végétalien 19
Bol burrito végétalien au chipotle 21
Chili végétalien simple aux haricots noirs 24
Sauté indien de lentilles rouges et de tomates 26
Salade levantine de pois chiches et petits pois 29
Soupe aux carottes et à la cardamome 31
Chou-fleur et riz basmati pilaf 33
Recette d'impression de salade de chou végétalienne 35
Pâte à la crème d'avocat 37
Salade de quorn végétalienne 39
macaroni au fromage végétalien 40
Soupe de nouilles mexicaine aux cheveux d'ange 42
pizza végétalienne 44
Salade aux fraises et aux agrumes 46

sauté de tofu	48
épinards sautés	51
Cresson sauté	53
Sauté de chou frisé	55
Sauté de Bok Choy	57
Choy Sum sauté	59
sauté de brocoli	61
Pizza végétalienne avec pâte farcie	63
Sauce Alfredo Végétalienne	65
sandwich à la salade d'avocat	67
Fajitas végétaliens	68
Salade de laitue pommée et tomates	70
Salade frisée et amandes	72
Salade de laitue romaine et noix de cajou	74
Salade de laitue iceberg et cacahuètes	76
Salade frisée et noix	78
Salade de laitue pommée et noix	80
Salade de laitue romaine, tomates cerises et amandes	82
Salade Bibb de Laitue, Tomate et Noix	84
Salade d'amandes, de tomates et de laitue Boston	86
Salade de laitue tige, concombre et amandes	88
Salade de laitue, tomates cerises et noix de macadamia	90
Salade de laitue pommée, tomates cerises et noix de cajou	92
Salade de laitue romaine, tomates cerises et noix de macadamia	94

Salade Iceberg, Pommes et Noix 96

Salade de laitue, tomates et amandes 98

Salade de cerises frisées et de noix de macadamia 100

Salade de laitue romaine, raisins et noix 102

Salade de laitue, tomates cerises et basilic thaï 103

Salade de Laitue, Feuilles de Menthe et Noix de Cajou 106

Salade de laitue, tomates et cacahuètes 108

Salade de laitue pommée, orange et amandes 110

Salade simple de laitue, tomates et amandes 112

Salade de laitue romaine, tomates et noisettes 114

Salade de laitue frisée, oignons et estragon 116

Salade frisée de tomates, amandes et estragon 118

Salade frisée de tomates et noisettes 120

Salade frisée et courgettes 122

Salade de laitue romaine et noisettes 124

Salade de tomates et d'amandes avec laitue iceberg 126

Salade frisée et feta 128

Salade frisée et feta 131

Conserver le basilic et le fromage végétalien 133

Salade de laitue romaine et de pistaches 135

Frisee Laitue Tomates Et Oignons En Vinaigrette À L'huile De Noix De Macadamia 137

Tomates et pistaches de laitue romaine 139

Câpres d'Artichauts et Salade de Coeurs d'Artichauts 141

Salade De Légumes Mixtes Au Maïs Et Coeur D'Artichaut 142
Laitue Romaine Avec Vinaigrette Tomatillo 143
Salade grecque de laitue romaine et de tomates 145
Salade de tomates prunes et concombres 147
Salade de concombre aux champignons enoki 148
Salade de tomates et courgettes 149
Tomatillos avec salade de concombre 150
Salade de tomates poires et oignons 151
Salade de tomates et courgettes 152
Salade de tomates anciennes 153
salade de champignons enoki 154
Salade de coeurs d'artichauts et tomates pelées 155
Salade de mini-maïs et tomates italiennes 156
Légumes Mixtes Et Salade De Tomates 157
Salade de laitue romaine et tomates italiennes 158
Salade d'Endives et Champignons Enoki 160
Salade d'artichauts et tomates 161
Salade de chou frisé et tomates anciennes 162
Salade d'épinards et de tomates 163
Salade Mesclun et Champignons Enoki 164
Salade de laitue romaine et concombre 165
Salade de chou frisé, épinards et courgettes 166
Salade d'artichauts de chou frisé et de champignons Enoki 167
Salade d'endives et d'artichauts 168

Salade de scaroles et courgettes 170
Salade de mezclum et laitue romaine 171
Salade de mesclun et tomatilles 172
Salade De Laitue Romaine Et Endive 173
Salade d'artichauts et chou frisé 174
Salade de chou frisé et épinards 175
Salade de carottes et tomates italiennes 176
Salade de tomates au maïs et aux pruneaux 177
Salade de mesclun et mini-carottes 178
Salade de laitue romaine et mini maïs 179
Salade tendre de maïs et scarole 180
Salade de chou-fleur et tomatilles 182
Salade de brocoli et tomatilles 183
Salade d'épinards et de chou-fleur 184
Salade de chou frisé et de brocoli 185
Salade de chou frisé, épinards et brocoli 186
Salade d'artichauts, chou frisé et brocoli 187
Salade tendre de maïs et scarole 188
Salade de mesclun et mini-carottes 189
Salade de tomates et petits maïs 190
Salade Enoki et Baby Corn 192
Salade d'endives aux tomates anciennes et d'artichauts 193
Salade de chou frisé aux tomates italiennes et oignons 194
Salade d'épinards, tomates prunes et oignons 195

Salade de cresson et courgettes 196

Salade de mangue, tomate et concombre 197

Salade de pêches, tomates et oignons 198

Tomatillos aux raisins noirs et oignons blancs 199

Salade de tomates aux raisins rouges et de courgettes 200

Salade de chou rouge, tomates italiennes et oignons 201

Salade de concombre et tomates au chou Napa 202

Salade de chou rouge et napa 203

Salade aux raisins noirs et rouges 204

Salade Mangue Pêche Concombre 205

Salade Aux Champignons Enoki Cresson Et Courgette 206

Salade de chou frisé, épinards et concombre 208

Salade de chou frisé, tomates et courgettes 209

Salade d'épinards, tomates prunes et concombres 210

Salade d'eau de tomates cerises et concombres 211

Salade de tomates anciennes au concombre et à la mangue 212

Salade de pêches et tomates 213

Salade de raisins noirs et de tomates prunes 214

Salade de raisins rouges et courgettes 215

Salade de chou rouge et tomatilles 216

Salade de concombres, champignons et chou Napa Enoki 217

Salade d'ananas, tomates et concombres 218

Chou-fleur rôti au curry

INGRÉDIENTS

1 chou-fleur, débarrassé des feuilles et des tiges et coupé en bouquets de la taille d'une bouchée

1/2 gros oignon jaune, tranché fin

2 cuillères à soupe d'huile d'olive extra vierge

1/2 tasse de petits pois surgelés

ingrédients à base de plantes

1/2 cuillère à soupe de poudre de curry rouge

1/4 cuillère à café de piment rouge broyé (facultatif)

Sel de mer et poivre au goût

Préchauffez votre four à 400ºF.

Placer les bouquets dans un récipient et rincer sous l'eau froide.

Videz l'eau.

Couvrir un plat allant au four de papier d'aluminium.

Placer le chou-fleur et l'oignon rouge sur la plaque de cuisson.

Verser l'huile d'olive et saupoudrer les ingrédients d'assaisonnement.

Bien mélanger les ingrédients énumérés ci-dessus.

Cuire 45 minutes en remuant une fois.

Décongeler 1/2 tasse de pois mange-tout pendant que le chou-fleur cuit.

Retirer le mélange de chou-fleur du four après 45 minutes et ajouter les petits pois.

Mélanger et enrober le tout d'huile et d'épices.

Cari de pois chiches

INGRÉDIENTS

2 cuillères à soupe d'huile d'olive extra vierge

1 oignon rouge moyen, coupé en dés

4 gousses d'ail, hachées finement

2 boîtes de 15 oz de pois chiches, égouttés

1 boîte de 20 oz de sauce tomate

1 tasse d'eau

1 cuillère à soupe de poudre de curry rouge

1/2 botte de coriandre fraîche, rincée, équeutée et hachée grossièrement

Faire revenir l'oignon et l'ail dans une poêle avec de l'huile d'olive à feu moyen jusqu'à ce qu'ils soient tendres (cela prend environ 4 minutes).

Égouttez les haricots et ajoutez-les dans la poêle.

Ajouter la sauce tomate, l'eau et le curry en poudre.

Remuez le tout bien mélangé.

Cuire à feu moyen.

Ajouter la coriandre dans la casserole.

Remuer et cuire à feu doux jusqu'à ce que la sauce ait une consistance épaisse.

Curry de lentilles brunes

INGRÉDIENTS

1 cuillère à soupe d'huile d'olive extra vierge

3 gousses d'ail, hachées

1 oignon rouge moyen, coupé en dés

3 carottes moyennes (1/2 livre)

1 tasse de lentilles brunes crues

2 cuillères à soupe de poudre de curry piquant

15 oz de sauce tomate en boîte*

Sel marin

1/2 bouquet de coriandre fraîche (facultatif)

Placer les lentilles sur une plaque à pâtisserie.

Porter 3 tasses d'eau à ébullition dans une casserole.

Ajouter les lentilles.

Porter à ébullition et baisser le feu à doux.

Couvrir et laisser mijoter pendant 20 minutes ou jusqu'à ce que les lentilles soient tendres.

Égoutter les lentilles.

Faire revenir l'oignon, l'ail et les carottes dans une poêle avec de l'huile d'olive à feu moyen jusqu'à ce que les oignons soient transparents.

Ajouter le curry en poudre et faire revenir encore une minute.

Ajouter les lentilles dans la poêle avec la sauce tomate.

Remuer et cuire environ 5 minutes.

Assaisonner avec plus de sel si nécessaire.

Garnir de coriandre et servir avec du riz, du naan, du pita ou du pain croûté.

Salade de chou frisé au pesto de tomates

INGRÉDIENTS

6 tasses de chou frisé, haché finement

15 onces de haricots blancs en conserve, rincés et égouttés

1 tasse de quorn* cuit, haché

1 tasse de tomates raisins, coupées en deux

1/2 tasse de pesto

1 gros citron, coupé en quartiers

Mettre tous les ingrédients dans un bol, sauf le pesto et le citron.

Ajouter le pesto et remuer jusqu'à ce que tout soit enrobé.

décorer avec du citron

Soupe aux haricots blancs mijotée

INGRÉDIENTS

2 cuillères à soupe d'huile d'olive extra vierge

6 gousses d'ail, hachées

1 oignon rouge moyen, coupé en dés

1/2 livre de carottes, tranchées finement

4 branches de céleri (1/2 botte), hachées

1 livre de haricots blancs secs, désossés, rincés et égouttés

1 feuille de laurier entière

1 cuillère à café de romarin séché

1/2 cuillère à café de thym séché

1/2 cuillère à café de paprika espagnol

Poivre fraîchement moulu (15-20 lie de moulin à poivre)

1 1/2 cuillères à café de sel ou plus au goût

Mettre l'huile d'olive, l'ail, l'oignon, le céleri et les carottes dans la mijoteuse.

Ajouter les haricots, la feuille de laurier, le romarin, le thym, le paprika et un peu de poivre fraîchement moulu dans la mijoteuse.

Ajouter 6 tasses d'eau dans la mijoteuse et mélanger les ingrédients.

Couvrir et cuire à feu doux pendant 8 heures ou à feu élevé pendant 4 1/2 heures.

Lorsque la soupe est cuite, remuez la soupe et écrasez les haricots.

Assaisonner avec plus de sel de mer si nécessaire.

wrap au tofu végétalien

ingrédients

½ chou rouge, râpé

4 cuillères à soupe bombées de yaourt nature

3 cuillères à soupe de sauce à la menthe

3 paquets de 200 g de tofu coupé en 15 cubes chacun

2 cuillères à soupe de pâte de curry tandoori

2 cuillères à soupe d'huile d'olive

2 oignons rouges, hachés

2 grosses gousses d'ail, tranchées

8 pains plats

2 citrons verts, coupés en quartiers

Mélanger le chou, le yogourt nature et la sauce à la menthe dans un bol.

Assaisonnez de sel et de poivre et réservez.

Mélanger le tofu, les pâtes tandoori et 1 cuillère à soupe d'huile.

Chauffez l'huile dans une poêle et faites frire le tofu par lots jusqu'à ce qu'il soit doré.

Retirer le tofu de la poêle.

Ajouter le reste d'huile, faire revenir l'oignon et l'ail et cuire 9 minutes.

Remettre le tofu dans la poêle.

Resaler.

Rassembler

Faites chauffer les chapatis selon les instructions du paquet.

Garnir chacun de chou, de tofu et d'un filet de jus de citron vert.

Bol burrito végétalien au chipotle

ingrédients

125g de riz basmati

1 cuillère à soupe d'huile d'olive extra vierge

3 gousses d'ail, hachées

400 g de haricots noirs en conserve, égouttés et rincés

1 cuillère à soupe de vinaigre de cidre

1 cuillère à café de miel

1 cuillère à soupe de pâte de chipotle

100 g de chou haché

1 avocat coupé en deux et tranché

1 tomate moyenne tranchée

1 petit oignon jaune, haché

Servir (facultatif)

sauce piquante aux chipotles

feuilles de coriandre

Tranches de citrons

Cuire le riz selon les instructions sur l'emballage et réserver au chaud.

Faire chauffer l'huile dans une poêle, ajouter l'ail et remuer jusqu'à ce qu'il soit doré.

Ajouter les haricots, le vinaigre, le miel et le chipotle.

Assaisonner avec du sel de mer

Faire bouillir 2 minutes.

Cuire le chou frisé un minimum et égoutter l'excès d'humidité.

Répartir le riz uniformément. boules.

Garnir de haricots, de chou frisé, d'avocat, de tomate et d'oignon.

Saupoudrer de sauce piquante, de coriandre et de quartiers de lime.

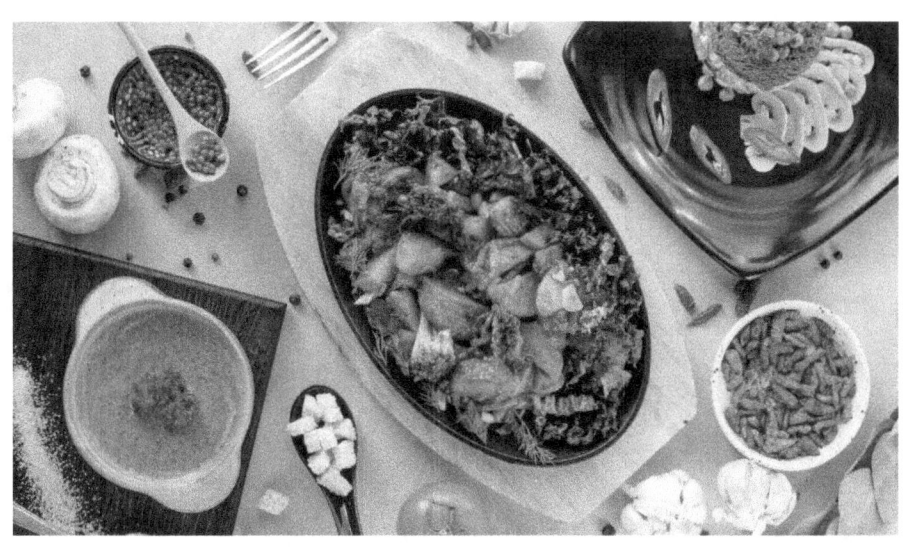

Chili végétalien simple aux haricots noirs

ingrédients

2 cuillères à soupe d'huile d'olive extra vierge

6 gousses d'ail, hachées finement

2 gros oignons rouges, hachés

3 cuillères à soupe de piment de la Jamaïque doux ou de poudre de piment doux

3 cuillères à soupe de cumin moulu

sel de mer, au goût

3 cuillères à soupe de vinaigre de cidre

2 cuillères à soupe de miel

2 (14 oz.) boîtes de tomates en dés

2 boîtes (14 oz) de haricots noirs, rincés et égouttés

Pour garnir : fromage végétalien émietté, oignons verts hachés, tranches de radis, morceaux d'avocat, crème sure

Faire chauffer l'huile d'olive et faire revenir l'ail et l'oignon jusqu'à ce qu'ils soient tendres.

Ajouter le piment de la Jamaïque et le cumin, cuire 3 minutes,

Ajouter le vinaigre, le miel, les tomates et le sel de mer.

Cuire encore 10 minutes.

Ajouter les haricots et cuire encore 10 minutes.

Servir avec du riz et saupoudrer des ingrédients pour la garniture.

Sauté indien de lentilles rouges et de tomates

ingrédients

200 g de lentilles rouges rincées

2 cuillères à soupe d'huile d'olive si vous êtes végétalien

1 petit oignon rouge, haché finement

4 gousses d'ail, hachées finement

pincée de curcuma

½ cuillère à café de garam masala

coriandre, pour servir

1 petite tomate, hachée

Faire bouillir les lentilles dans 1 litre d'eau et une pincée de sel. Porter à ébullition pendant 25 minutes en enlevant les bulles du dessus.

Couvrir et cuire pendant 40 minutes, plus jusqu'à épaississement.

Chauffer l'huile dans une poêle à feu moyen.

Faire revenir l'oignon et l'ail jusqu'à ce que l'oignon ramollisse.

Ajouter le curcuma et le garam masala et cuire encore une minute.

Placer les lentilles dans un bol et garnir avec la moitié du mélange d'oignons.

Garnir de coriandre et de tomate.

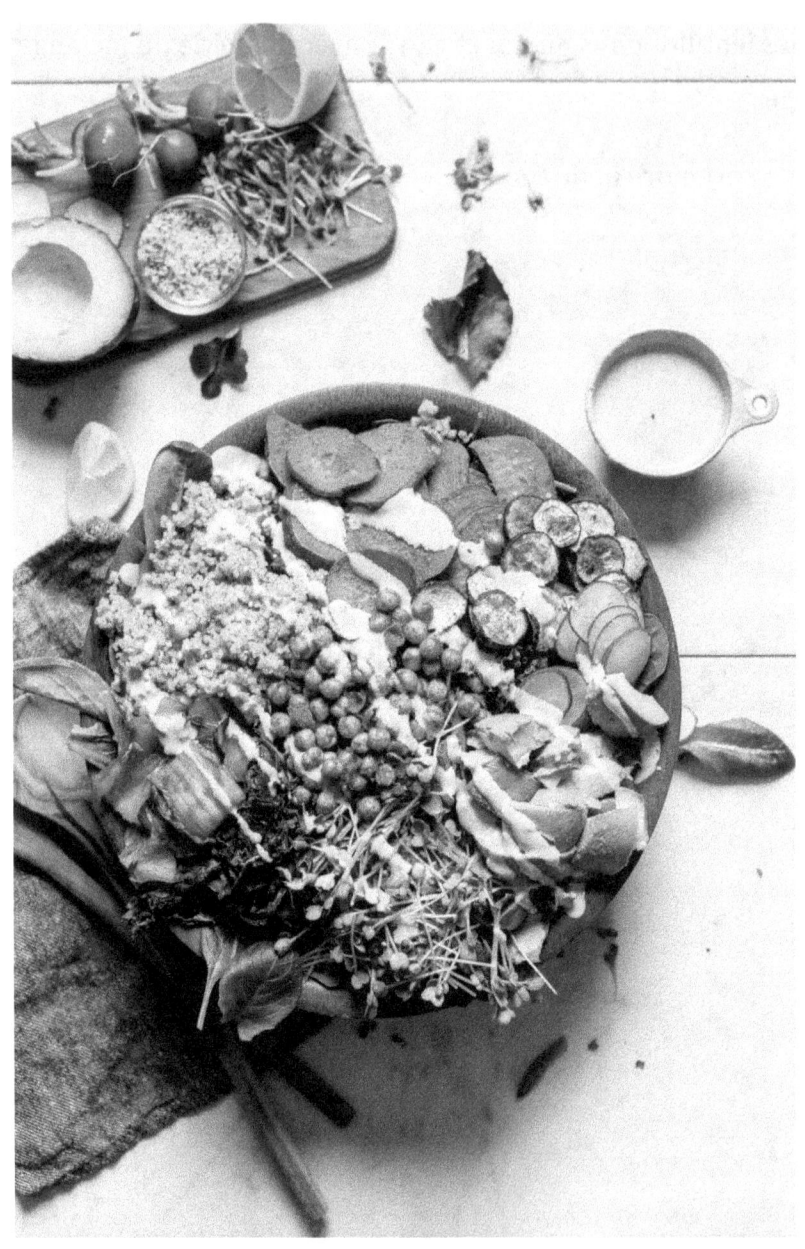

Salade levantine de pois chiches et petits pois

ingrédients

½ tasse d'huile d'olive extra vierge

1 cuillère à soupe de garam masala

2 boîtes (14 oz) de pois chiches, égouttés et rincés

Sac de ½ livre de céréales mélangées préparées

½ livre de pois surgelés

2 citrons, râpés et pressés

1 gros paquet de persil, feuilles hachées grossièrement

1 grosses feuilles de menthe, hachées grossièrement

1/2 livre de radis, hachés grossièrement

1 concombre, en morceaux

graines de grenade, pour servir

Préchauffez votre four à 392 degrés F.

Ajouter une tasse d'huile avec le garam masala et ajouter un peu de sel.

Mélanger cela avec les pois chiches dans une grande casserole et cuire pendant 15 minutes. ou jusqu'à ce qu'ils soient croustillants.

Ajouter les grains mélangés, les pois et le zeste de citron.

Remuer et remettre au four environ 10 minutes.

Mélanger avec les herbes, le radis, le concombre, le reste d'huile et le jus de citron.

Assaisonner avec plus de sel et garnir avec les graines de grenade.

Soupe aux carottes et à la cardamome

ingrédients

1 gros oignon rouge, haché finement

4 gousses d'ail grossières, écrasées

1 grosse carotte, hachée finement

morceau de gingembre de la taille d'un pouce, pelé et finement haché

2 cuillères à soupe d'huile d'olive

pincée de curcuma

Graines de 10 gousses de cardamome

1 cuillère à café de cumin, épépiné ou moulu

¼ livre de lentilles rouges

1 tasse de lait de coco léger

le zeste et le jus de 1 citron

pincée de flocons de piment

une poignée de persil haché

Faites chauffer un peu d'huile dans une poêle et faites revenir l'oignon, l'ail, la carotte et le gingembre jusqu'à ce qu'ils soient tendres.

Ajouter le curcuma, la cardamome et le cumin.

Cuire encore quelques minutes jusqu'à ce que les épices deviennent aromatiques.

Ajouter les lentilles, le lait de coco, 1 tasse d'eau.

Cuire et laisser mijoter 15 minutes jusqu'à ce que les lentilles soient tendres.

Mélanger avec un mélangeur à immersion, en pulsant la soupe jusqu'à ce qu'elle soit épaisse.

Garnir de zeste et de jus de citron.

Assaisonner avec du sel, du piment et des épices.

Répartir dans les bols et saupoudrer de plus de zeste de citron.

Chou-fleur et riz basmati pilaf

ingrédients

1 cuillère à soupe d'huile d'olive

2 gros oignons rouges, hachés

1 cuillère à soupe de pâte de curry de votre choix

½ livre de riz basmati

¾ livre de bouquets de chou-fleur

1 livre de pois chiches, rincés et égouttés

2 tasses de bouillon de légumes

1/8 tasse de flocons d'amandes grillées

une poignée de coriandre ciselée

Faire chauffer l'huile dans une poêle et faire revenir les oignons à feu moyen pendant 5 minutes jusqu'à ce qu'ils commencent à dorer.

Ajouter la pâte de curry et cuire 1 minute.

Ajouter le riz, le chou-fleur et les pois chiches.

Combinez tout cela pour couvrir.

Ajouter le bouillon et bien remuer.

Couvrir et laisser mijoter 12 ½ minutes ou jusqu'à ce que le riz et le chou-fleur soient tendres et que tout le liquide ait réduit.

Ajouter les amandes et la coriandre.

Recette d'impression de salade de chou végétalienne

INGRÉDIENTS

¼ gros chou (375 grammes), râpé au couteau ou à la mandoline

1 grosse carotte, pelée et coupée en julienne

½ oignon blanc moyen, tranché finement

ingrédients de la vinaigrette

3 cuillères à soupe d'aquafaba (liquide de cuisson des pois chiches)

½ tasse d'huile de colza

1 cuillère à soupe de vinaigre de cidre de pomme

2 cuillères à soupe de jus de citron

2 cuillères à soupe de miel

½ cuillère à café de sel de mer, ou plus au goût

Mélanger les légumes dans un bol.

Ajouter l'aquafaba dans un mélangeur et arroser lentement avec l'huile.

Ajouter le reste des ingrédients de la vinaigrette et mélanger.

Versez cette vinaigrette sur les légumes et mélangez.

Goûtez et salez.

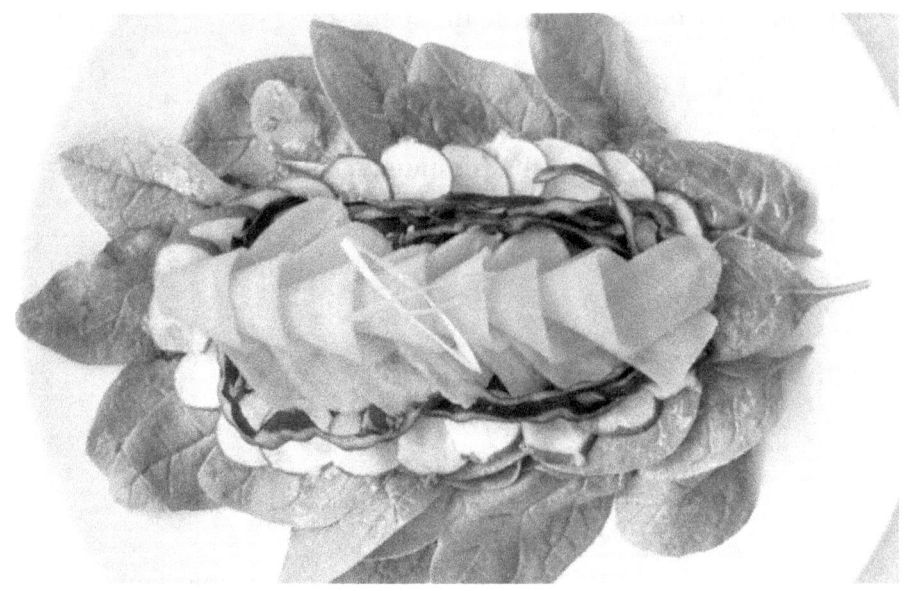

Pâte à la crème d'avocat

ingrédients

2 avocats, dénoyautés et coupés en dés

3 gousses d'ail, hachées

Jus de 1/2 citron

1/4 tasse de lait d'amande non sucré

1/4 tasse d'eau

sel de mer, au goût

Flocons de piment rouge, au goût

4 tomates cerises coupées en deux pour décorer (facultatif)

2 tasses de pâtes cuites

Mélanger les avocats, l'ail et le jus de citron dans un mélangeur.

Ajouter lentement le lait d'amande et l'eau au mélange.

Ajouter le sel de mer et les flocons de piment rouge.

Mélangez à vos pâtes cuites.

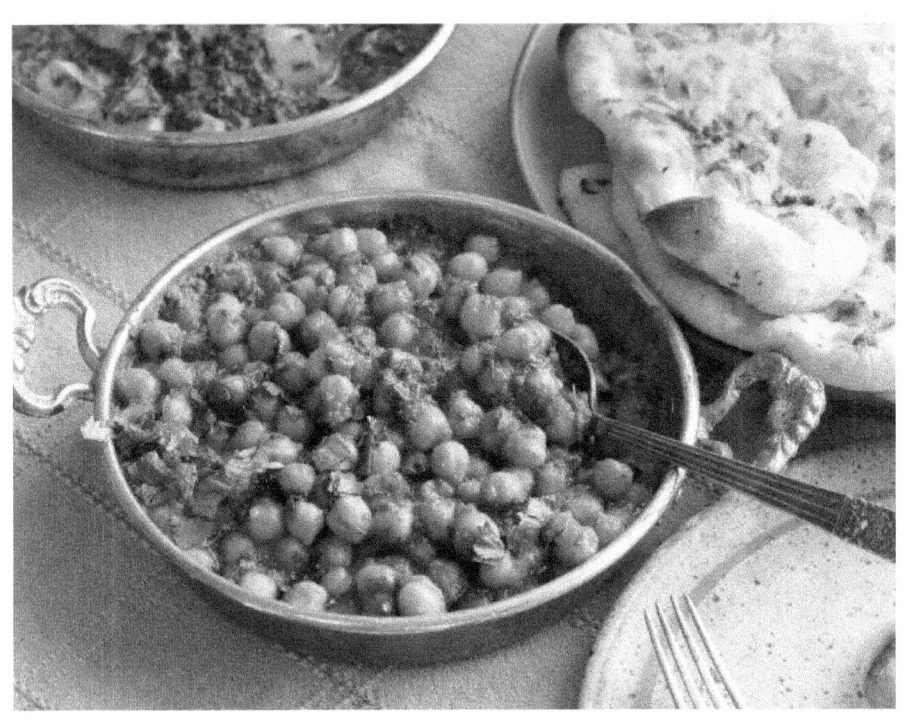

Salade de quorn végétalienne

16 onces. quorn, cuit

2 cuillères à café de jus de citron frais

1 branche de céleri, coupée en dés

1/3 tasse d'oignons verts hachés

1 tasse de mayonnaise végétalienne

1 cuillère à café de moutarde anglaise

Sel de mer et poivre au goût

Bien mélanger le jus de citron quorn, le céleri et les oignons.

Ajouter la mayonnaise végétalienne et la moutarde à ce mélange.

Assaisonnez avec du sel et du poivre.

Refroidir et servir.

macaroni au fromage végétalien

ingrédients

3 1/2 tasses de macaronis coudés

1/2 tasse de margarine végétalienne

1/2 tasse de farine

3 1/2 tasses d'eau bouillante

1-2 cuillères à café de sel de mer

2 cuillères à soupe. sauce de soja

1 1/2 cuillère à café de poudre d'ail

pincée de curcuma

1/4 tasse d'huile d'olive

1 tasse de flocons de levure alimentaire

Paprika espagnol, au goût

Préchauffez votre four à 350°F.

Cuire les macaronis aux coudes selon les instructions sur l'emballage.

Égoutter les nouilles.

Chauffer la margarine végétalienne dans une poêle à feu doux jusqu'à ce qu'elle soit fondue.

Ajouter et battre la farine.

Continuer à fouetter et augmenter le feu à moyen jusqu'à consistance lisse et bouillonnante.

Ajouter l'eau bouillante, le sel, la sauce soja, la poudre d'ail et le curcuma et mélanger.

Continuer à battre jusqu'à dissolution.

Lorsqu'il est épais et bouillonnant, incorporer l'huile et les flocons de levure.

Mélangez les 3/4 de la sauce avec les nouilles et placez-les dans un plat allant au four.

Verser le reste de sauce et assaisonner avec le paprika.

Cuire au four pendant 15 minutes.

Faites-les griller quelques minutes.

Soupe de nouilles mexicaine aux cheveux d'ange

5 grosses tomates, coupées en gros cubes

1 oignon rouge moyen, coupé en gros cubes

3 gousses d'ail

2 cuillères à soupe. huile d'olive

16 onces. cheveux d'ange, cassés en morceaux de 1 pouce

32 onces de bouillon de légumes

1/2 cuillère à café de sel de mer

1/2 cuillère à soupe de poivre noir

2 cuillères à soupe. Origan

2 cuillères à soupe. cumin

Flocons de chili, piments serrano hachés ou jalapeños en dés, au goût (facultatif)

Coriandre, crème sure de soja et avocat tranché, pour la garniture (facultatif)

Purée de tomates, oignon rouge, ail et huile.

Transférer dans un et cuire à feu moyen.

Ajouter les nouilles, le bouillon, le sel, le poivre, l'origan et le cumin.

Ajouter les flocons de piment, les piments serrano.

Cuire 13 ½ minutes et laisser mijoter jusqu'à ce que les nouilles soient tendres.

Garnir de coriandre, de crème de soja ou d'avocat.

pizza végétalienne

ingrédients

1 morceau de naan végétalien (pain plat indien)

2 cuillères à soupe. sauce tomate

1/4 tasse de mozzarella végétalienne râpée (marque Daiya)

1/4 tasse de champignons frais hachés

3 fines tranches de tomate

2 boulettes de viande végétaliennes Quorn, décongelées (si congelées) et coupées en petits morceaux

1 cuillère à café de parmesan végétalien

Une pincée de basilic séché

Une pincée d'origan séché

½ cuillère à café de sel de mer

Préchauffez votre four à 350ºF.

Placer le naan sur une plaque à pâtisserie.

Étendre la sauce uniformément sur le dessus et saupoudrer de la moitié des chips de mozzarella végétaliennes.

Ajouter les champignons, les tranches de tomates et les boulettes de viande végétaliennes.

Garnir avec le reste des chips de mozzarella vegan.

Assaisonner légèrement avec le parmesan végétalien, le basilic et l'origan.

Cuire au four pendant 25 minutes.

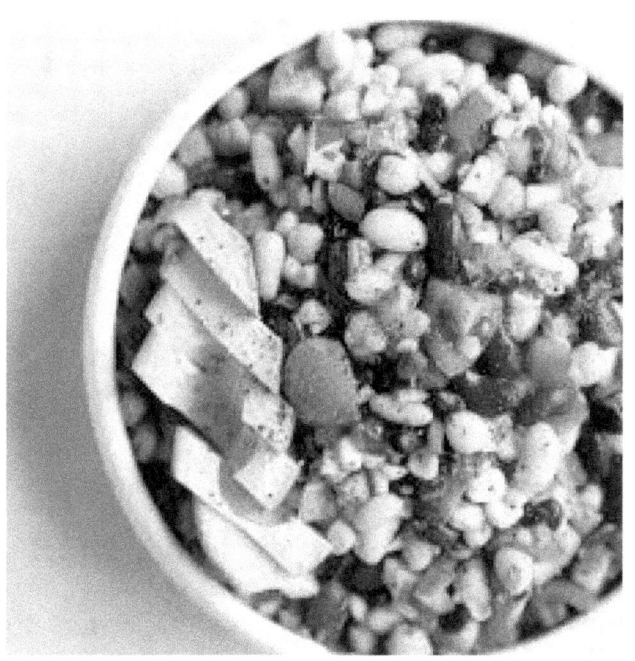

Salade aux fraises et aux agrumes

ingrédients

1 botte de chou frisé, râpé et coupé en petits morceaux

1 livre de fraises, tranchées

1/4 tasse d'amandes tranchées

ingrédients de la vinaigrette

jus de 1 citron

3 cuillères à soupe d'huile d'olive extra vierge

1 cuillère à soupe. Chéri

1/8 cuillère à café de sel de mer

1/8 cuillère à café de poivre blanc

3-4 cuillères à soupe de jus d'orange

Mélanger le kale, les fraises et les amandes dans un bol.

Mélanger tous les ingrédients de la vinaigrette et verser sur la salade.

Donne 3 à 4 portions

sauté de tofu

1 paquet de tofu ferme, égoutté et râpé

Jus de 1/2 citron

1/2 cuillère à café salé

1/2 cuillère à café de curcuma

1 cuillère à soupe. Huile d'olive vierge extra

1/4 tasse de poivron vert coupé en dés

1/4 tasse d'oignon rouge haché

3 gousses d'ail, hachées

1 cuillère à soupe. persil plat haché

1 cuillère à soupe. bacon végétalien (facultatif)

Poivre, au goût (facultatif)

Dans un bol, bien mélanger le tofu émietté, le jus de citron, le sel et le curcuma.

Faire chauffer l'huile à feu moyen et ajouter le poivron, l'oignon et l'ail.

Faire revenir pendant 2 1/2 minutes ou jusqu'à ce qu'ils soient tendres.

Ajouter le mélange de tofu et cuire 15 minutes.

Garnir de persil, de morceaux de bacon de soja et de poivre.

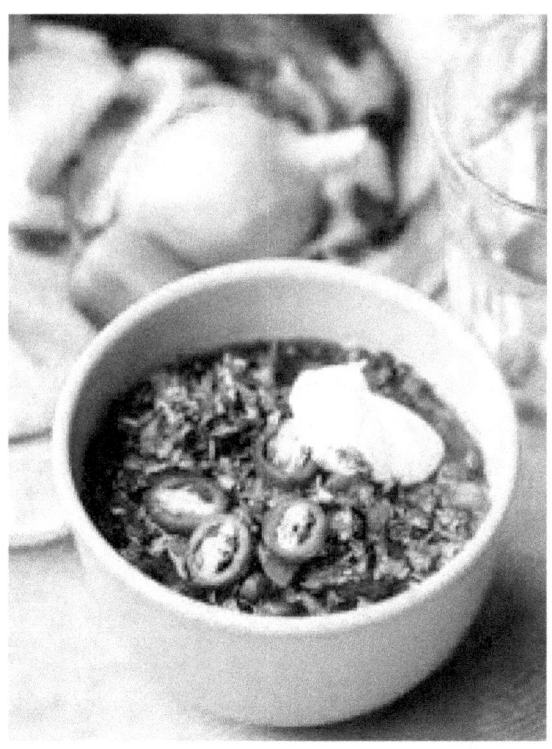

épinards sautés

1 paquet d'épinards fermes, rincés et égouttés

Jus de 1/2 citron

1/2 cuillère à café salé

1/2 cuillère à café de curcuma

1 cuillère à soupe. Huile d'olive vierge extra

1/4 tasse de poivron vert coupé en dés

1/4 tasse d'oignon rouge haché

3 gousses d'ail, hachées

1 cuillère à soupe. persil plat haché

1 cuillère à soupe. bacon végétalien (facultatif)

Poivre, au goût (facultatif)

Dans un bol, bien mélanger les épinards, le jus de citron, le sel et le curcuma.

Faire chauffer l'huile à feu moyen et ajouter le poivron, l'oignon et l'ail.

Faire revenir pendant 2 1/2 minutes ou jusqu'à ce qu'ils soient tendres.

Ajouter le mélange de tofu et cuire 15 minutes.

Garnir de persil, de morceaux de bacon de soja et de poivre.

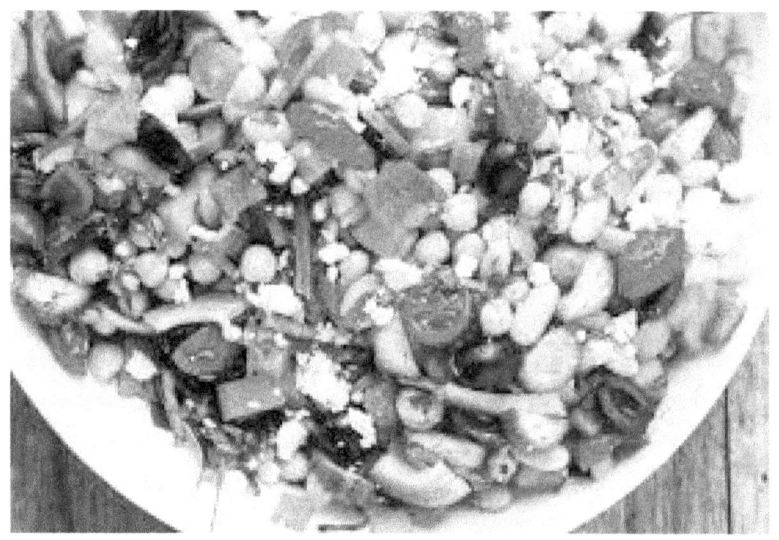

Cresson sauté

1 paquet de cresson ferme, rincé et égoutté

Jus de 1/2 citron

1/2 cuillère à café salé

1/2 cuillère à café de curcuma

1 cuillère à soupe. Huile d'olive vierge extra

1/4 tasse de poivron vert coupé en dés

1/4 tasse d'oignon rouge haché

3 gousses d'ail, hachées

1 cuillère à soupe. persil plat haché

1 cuillère à soupe. bacon végétalien (facultatif)

Poivre, au goût (facultatif)

Dans un bol, bien mélanger le cresson, le jus de citron, le sel et le curcuma.

Faire chauffer l'huile à feu moyen et ajouter le poivron, l'oignon et l'ail.

Faire revenir pendant 2 1/2 minutes ou jusqu'à ce qu'ils soient tendres.

Ajouter le mélange de tofu et cuire 15 minutes.

Garnir de persil, de morceaux de bacon de soja et de poivre.

Sauté de chou frisé

1 paquet de chou frisé ferme, rincé et égoutté

Jus de 1/2 citron

1/2 cuillère à café salé

1/2 cuillère à café de curcuma

1 cuillère à soupe. Huile d'olive vierge extra

1/4 tasse de poivron vert coupé en dés

1/4 tasse d'oignon rouge haché

3 gousses d'ail, hachées

1 cuillère à soupe. persil plat haché

1 cuillère à soupe. bacon végétalien (facultatif)

Poivre, au goût (facultatif)

Dans un bol, bien mélanger le chou frisé, le jus de citron, le sel et le curcuma.

Faire chauffer l'huile à feu moyen et ajouter le poivron, l'oignon et l'ail.

Faire revenir pendant 2 1/2 minutes ou jusqu'à ce qu'ils soient tendres.

Ajouter le mélange de tofu et cuire 15 minutes.

Garnir de persil, de morceaux de bacon de soja et de poivre.

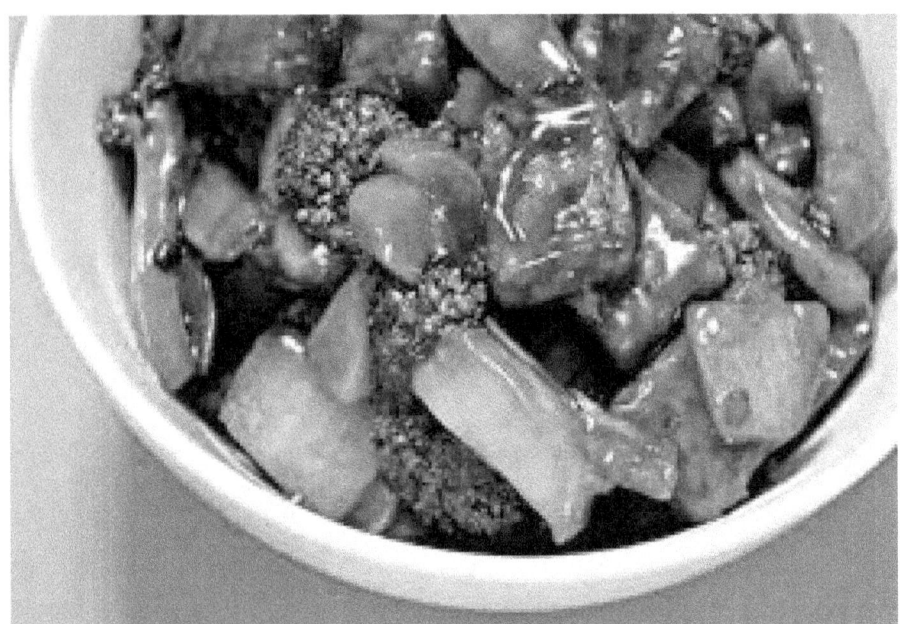

Sauté de Bok Choy

1 bok choy, rincé et égoutté

1/2 cuillère à café salé

1/2 cuillère à café de curcuma

1 cuillère à soupe. Huile d'olive vierge extra

1/4 tasse de poivron vert coupé en dés

1/4 tasse d'oignon rouge haché

3 gousses d'ail, hachées

1 cuillère à soupe. persil plat haché

1 cuillère à soupe. bacon végétalien (facultatif)

Poivre, au goût (facultatif)

Dans un bol, mélanger le bok choy et bien saler.

Faire chauffer l'huile à feu moyen et ajouter le poivron, l'oignon et l'ail.

Faire revenir pendant 2 1/2 minutes ou jusqu'à ce qu'ils soient tendres.

Ajouter le mélange de tofu et cuire 15 minutes.

Garnir de persil, de morceaux de bacon de soja et de poivre.

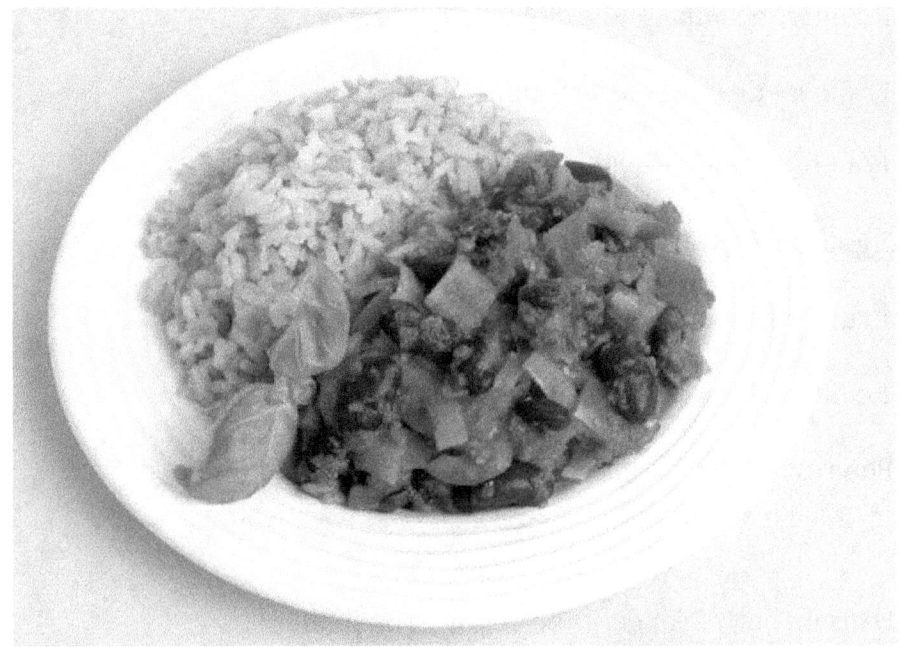

Choy Sum sauté

1 bouquet de choy sum, rincé et égoutté

1/2 cuillère à café de sel de mer

1 cuillère à soupe. huile de sésame

1/4 tasse de poivron vert coupé en dés

1/4 tasse d'oignon rouge haché

3 gousses d'ail, hachées

1 cuillère à soupe. persil plat haché

1 cuillère à soupe. bacon végétalien (facultatif)

Poivre, au goût (facultatif)

Mélanger le choy sum et le sel dans un bol.

Faire chauffer l'huile à feu moyen et ajouter le poivron, l'oignon et l'ail.

Faire revenir pendant 2 1/2 minutes ou jusqu'à ce qu'ils soient tendres.

Ajouter le mélange de tofu et cuire 15 minutes.

Garnir de persil, de morceaux de bacon de soja et de poivre.

sauté de brocoli

20 morceaux. brocoli, rincé, rincé et égoutté

Jus de 1/2 citron

1/2 cuillère à café salé

1/2 cuillère à café de curcuma

1 cuillère à soupe. Huile d'olive vierge extra

1/4 tasse de poivron vert coupé en dés

1/4 tasse d'oignon rouge haché

3 gousses d'ail, hachées

1 cuillère à soupe. persil plat haché

1 cuillère à soupe. bacon végétalien (facultatif)

Poivre, au goût (facultatif)

Dans un bol, bien mélanger le brocoli, le jus de citron, le sel et le curcuma.

Faire chauffer l'huile à feu moyen et ajouter le poivron, l'oignon et l'ail.

Faire revenir pendant 2 1/2 minutes ou jusqu'à ce qu'ils soient tendres.

Ajouter le mélange de tofu et cuire 15 minutes.

Garnir de persil, de morceaux de bacon de soja et de poivre.

Pizza végétalienne avec pâte farcie

ingrédients

1 boîte de pâte à pizza (ou faites la vôtre)

1 bloc de mozzarella végétalienne sans produits laitiers, coupé en lanières

1/3 tasse de sauce à pizza végétalienne

1 tomate moyenne, tranchée finement

3 feuilles de basilic frais, hachées grossièrement et arrosées d'huile d'olive

1 cuillère à soupe. Huile d'olive vierge extra

Préchauffez votre four à 450 degrés.

Étalez la pâte à pizza à l'épaisseur désirée et placez-la sur une plaque à pâtisserie légèrement huilée et farinée.

Pochez la mozzarella végétalienne sur les bords de la pizza et roulez les bords de la pâte sur chaque bande, en appuyant pour créer un sac à fromage.

Râpez le reste de mozzarella sans produits laitiers.

Répartir la sauce à pizza sur la croûte et saupoudrer de fromage végétalien râpé.

Garnir de tranches de tomates et de feuilles de basilic.

Cuire au four pendant 20 minutes, ou jusqu'à ce que la croûte soit dorée.

Sauce Alfredo Végétalienne

1/4 tasse de margarine végétalienne

3 gousses d'ail, hachées

2 tasses de haricots blancs cuits, rincés et égouttés

1 1/2 tasse de lait d'amande non sucré

Sel de mer et poivre au goût

persil (facultatif)

Faire fondre la margarine végétalienne à feu doux.

Ajouter l'ail et cuire 2 ½ minutes.

Transférer dans un robot culinaire, ajouter les haricots et 1 tasse de lait d'amande.

Mélanger jusqu'à obtenir une substance lisse.

Verser la sauce dans la poêle à feu doux et assaisonner de sel et de poivre.

Ajouter le persil.

Cuire jusqu'à ce qu'il soit chaud.

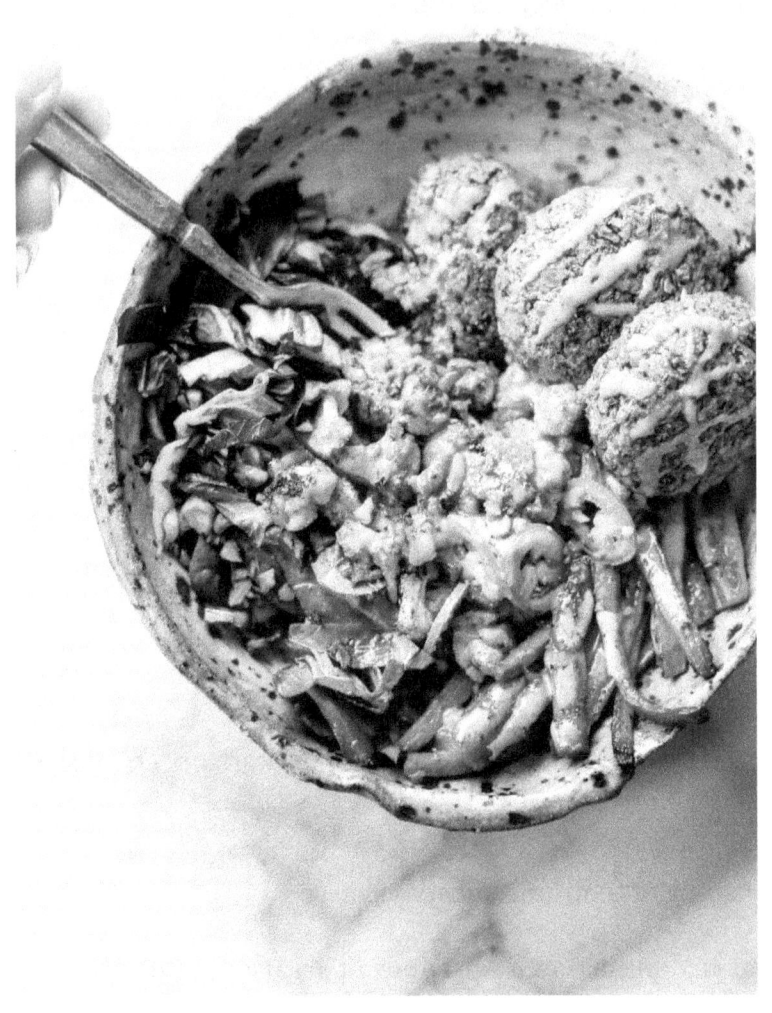

sandwich à la salade d'avocat

1 15 onces. boîte de pois chiches, rincés, égouttés et sans la peau

1 gros avocat bien mûr

1/4 tasse de coriandre fraîche hachée

2 cuillères à soupe. oignons verts hachés

Jus de 1 citron vert

Sel de mer et poivre au goût

pain de votre choix

salade

Tomate

Écraser les pois chiches et l'avocat à la fourchette.

Ajouter la coriandre, les oignons verts et le jus de citron et remuer

Assaisonnez avec du sel et du poivre.

Étalez sur votre pain préféré et décorez avec de la laitue et de la tomate

Fajitas végétaliens

ingrédients

1 boîte de haricots frits (15 oz)
1 boîte (15 oz) de haricots pinto, égouttés et rincés
1/4 tasse de sauce
1 oignon rouge coupé en lanières
1 poivron vert coupé en lanières
2 cuillères à soupe de jus de citron vert
2 cuillères à café de mélange d'assaisonnements pour fajitas (voir ci-dessous)
tortillas
Mélange d'assaisonnement pour fajitas
1 cuillère à soupe. Fécule de maïs
2 cuillères à café de piment en poudre
1 cuillère à café de paprika espagnol
1 cuillère à café de miel
1/2 cuillère à café de sel de mer
1/2 cuillère à café de poudre d'oignon
1/2 cuillère à café d'ail en poudre
1/2 cuillère à café de cumin moulu
1/8 cuillère à café de poivre de Cayenne

Laisser mijoter la sauce et les haricots jusqu'à ce qu'ils soient chauds.

Ajouter l'assaisonnement pour fajitas et mélanger (laisser 2 cuillères à café) mélanger les ingrédients dans un petit bol.

Oignon fruit, poivron et 2 cuillères à café d'épices mélangées dans de l'eau et du jus de citron vert

Continuez jusqu'à ce que le liquide s'évapore et que les légumes commencent à dorer.

Placer les haricots au centre de la tortilla.

Garnir avec les légumes sautés et les vinaigrettes.

Roulez-le et servez.

Salade de laitue pommée et tomates

Ingrédients:
8 onces de fromage végétalien

6 tasses de laitue beurre, 3 bottes, parées

1/4 concombre européen ou épépiné, coupé en deux sur la longueur puis tranché finement

3 cuillères à soupe de ciboulette hachée ou ciselée

16 tomates cerises

1/2 tasse de noix tranchées

1/4 oignon blanc haché

2 à 3 cuillères à soupe de feuilles d'estragon hachées

sel et poivre au goût

Bandage
1 petite échalote, hachée finement

1 cuillère à soupe de vinaigre blanc distillé

1/4 citron, pressé, environ 2 cuillères à café

1/4 tasse d'huile d'olive extra vierge

préparation
Mélanger tous les ingrédients de la vinaigrette dans un robot culinaire.

Mélanger avec le reste des ingrédients et bien mélanger.

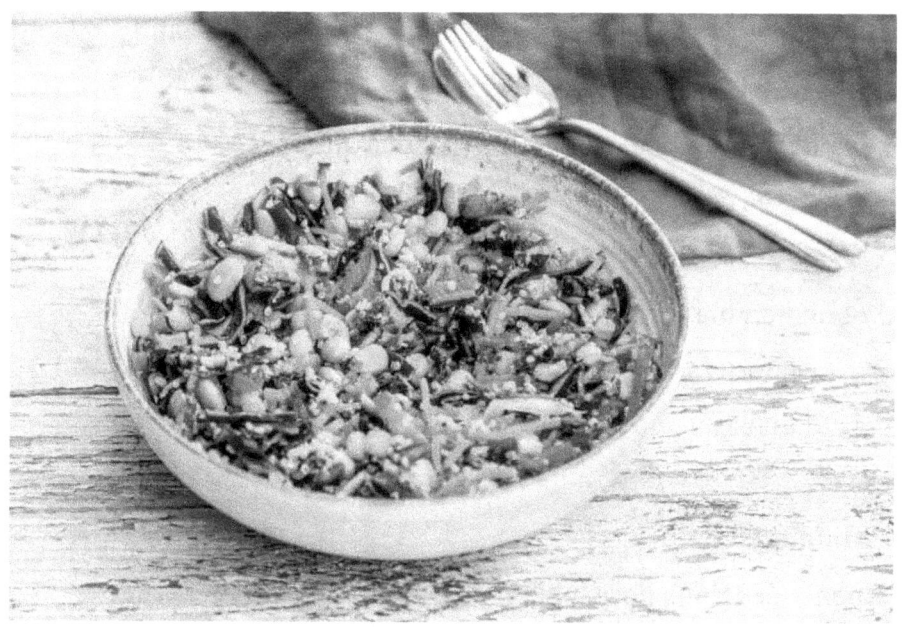

Salade frisée et amandes

Ingrédients:

8 onces de fromage végétalien

6 à 7 tasses de laitue frisée, 3 bottes, parées

1/4 concombre européen ou épépiné, coupé en deux sur la longueur puis tranché finement

3 cuillères à soupe de ciboulette hachée ou ciselée

16 tomates cerises

1/2 tasse d'amandes tranchées

1/4 oignon blanc haché

2 à 3 cuillères à soupe de feuilles d'estragon hachées

sel et poivre au goût

Bandage

1 petite échalote, hachée finement

1 cuillère à soupe de vinaigre blanc distillé

1/4 citron, pressé, environ 2 cuillères à café

1/4 tasse d'huile d'olive extra vierge

préparation

Mélanger tous les ingrédients de la vinaigrette dans un robot culinaire.

Mélanger avec le reste des ingrédients et bien mélanger.

Salade de laitue romaine et noix de cajou

Ingrédients:
8 onces de fromage végétalien

6 à 7 tasses de laitue romaine, 3 bottes, parées

1/4 concombre européen ou épépiné, coupé en deux sur la longueur puis tranché finement

3 cuillères à soupe de ciboulette hachée ou ciselée

16 tomates cerises

1/2 tasse de noix de cajou hachées

1/4 oignon blanc haché

2 à 3 cuillères à soupe de feuilles de romarin hachées

sel et poivre au goût

Bandage
1 petite échalote, hachée finement

1 cuillère à soupe de vinaigre blanc distillé

1/4 citron, pressé, environ 2 cuillères à café

1/4 tasse d'huile d'olive extra vierge

préparation
Mélanger tous les ingrédients de la vinaigrette dans un robot culinaire.

Mélanger avec le reste des ingrédients et bien mélanger.

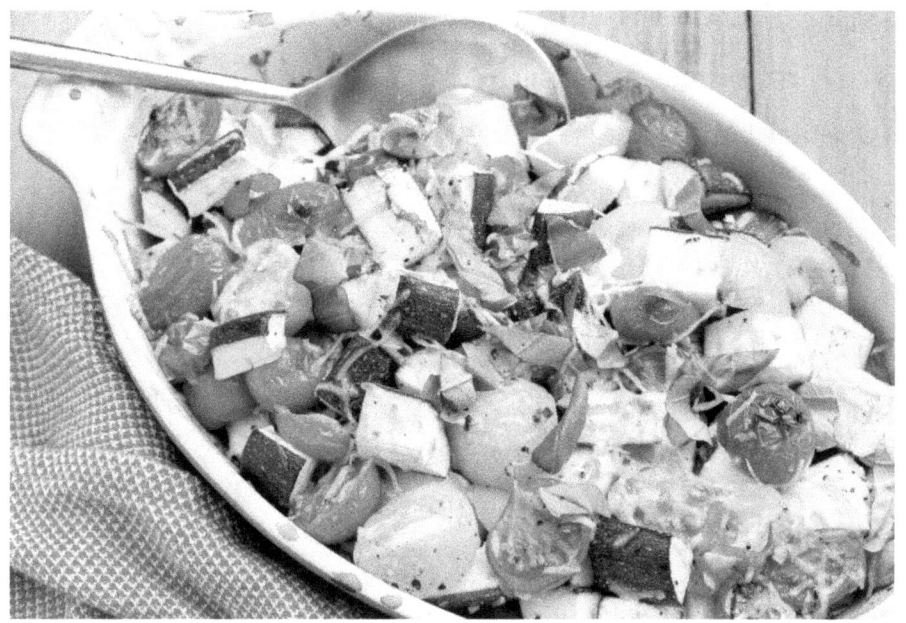

Salade de laitue iceberg et cacahuètes

Ingrédients:

6 à 7 tasses de laitue iceberg, 3 bottes, déchirées

1/4 concombre dénoyauté, coupé en deux dans le sens de la longueur, puis tranché finement

3 cuillères à soupe de ciboulette hachée ou ciselée

16 petites tomates

1/2 tasse de cacahuètes

1/4 oignon vidalla, tranché

2 à 3 cuillères à soupe de feuilles de thym hachées

sel et poivre au goût

8 onces de fromage végétalien

Bandage

1 petite échalote, hachée finement

1 cuillère à soupe de vinaigre blanc distillé

1/4 citron, pressé, environ 2 cuillères à café

1/4 tasse d'huile d'olive extra vierge

½ cuillère à café de moutarde anglaise

préparation

Mélanger tous les ingrédients de la vinaigrette dans un robot culinaire.

Mélanger avec le reste des ingrédients et bien mélanger.

Salade frisée et noix

Ingrédients:

7 tasses de laitue frisée, 3 bottes, parées

1/4 concombre, coupé en deux sur la longueur puis tranché finement

3 cuillères à soupe de ciboulette hachée ou ciselée

16 tomates cerises

1/2 tasse de noix hachées

1/4 oignon blanc haché

2 à 3 cuillères à soupe de feuilles d'estragon hachées

sel et poivre au goût

8 onces de fromage végétalien

Bandage

1 petit oignon vert, haché finement

1 cuillère à soupe de vinaigre blanc distillé

1/4 citron, pressé, environ 2 cuillères à café

1/4 tasse d'huile d'olive extra vierge

préparation

Mélanger tous les ingrédients de la vinaigrette dans un robot culinaire.

Mélanger avec le reste des ingrédients et bien mélanger.

Salade de laitue pommée et noix

Ingrédients:

6 à 7 tasses de laitue beurre, 3 bottes, parées

1/4 concombre européen ou épépiné, coupé en deux sur la longueur puis tranché finement

3 cuillères à soupe de ciboulette hachée ou ciselée

16 tomates cerises

1/2 tasse de noix tranchées

1/4 oignon rouge, haché

2 à 3 cuillères à soupe de feuilles d'estragon hachées

sel et poivre au goût

8 onces de fromage végétalien

Bandage

1 petite échalote, hachée finement

1 cuillère à soupe de vinaigre blanc distillé

1/4 citron, pressé, environ 2 cuillères à café

1/4 tasse d'huile d'olive extra vierge

1 cuillère à soupe. Mayonnaise sans oeuf

préparation

Mélanger tous les ingrédients de la vinaigrette dans un robot culinaire.

Mélanger avec le reste des ingrédients et bien mélanger.

Salade de laitue romaine, tomates cerises et amandes

Ingrédients:

6 à 7 tasses de laitue romaine, 3 bottes, parées

1/4 concombre européen ou épépiné, coupé en deux sur la longueur puis tranché finement

3 cuillères à soupe de ciboulette hachée ou ciselée

16 tomates cerises

1/2 tasse d'amandes tranchées

1/4 oignon blanc haché

2 cuillères à café d'herbes provençales

sel et poivre au goût

6 onces de fromage végétalien

Bandage

1 petite échalote, hachée finement

1 cuillère à soupe de vinaigre blanc distillé

1/4 citron, pressé, environ 2 cuillères à café

1/4 tasse d'huile d'olive extra vierge

préparation

Mélanger tous les ingrédients de la vinaigrette dans un robot culinaire.

Mélanger avec le reste des ingrédients et bien mélanger.

Salade Bibb de Laitue, Tomate et Noix

Ingrédients:

7 tasses de laitue Bibb, 3 bottes, parées

1/4 concombre européen ou épépiné, coupé en deux sur la longueur puis tranché finement

3 cuillères à soupe de ciboulette hachée ou ciselée

16 tomates cerises

1/2 tasse de noix tranchées

1/4 oignon blanc haché

2 à 3 cuillères à soupe de feuilles d'estragon hachées

sel et poivre au goût

8 onces de fromage végétalien

Bandage

1 petite échalote, hachée finement

1 cuillère à soupe de vinaigre blanc distillé

1/4 citron, pressé, environ 2 cuillères à café

1/4 tasse d'huile d'olive extra vierge

Mayonnaise sans oeuf

préparation

Mélanger tous les ingrédients de la vinaigrette dans un robot culinaire.

Mélanger avec le reste des ingrédients et bien mélanger.

Salade d'amandes, de tomates et de laitue Boston

Ingrédients:

6 tasses de laitue Boston, 3 bottes, parées

1/4 concombre européen ou épépiné, coupé en deux sur la longueur puis tranché finement

3 cuillères à soupe de ciboulette hachée ou ciselée

16 tomates cerises

1/2 tasse d'amandes tranchées

1/4 oignon rouge, haché

2 à 3 cuillères à soupe de feuilles d'estragon hachées

sel et poivre au goût

8 onces de fromage végétalien

Bandage

1 petite échalote, hachée finement

1 cuillère à soupe de vinaigre blanc distillé

1/4 citron, pressé, environ 2 cuillères à café

1/4 tasse d'huile d'olive extra vierge

1 cuillère à café de moutarde de Dijon

préparation

Mélanger tous les ingrédients de la vinaigrette dans un robot culinaire.

Mélanger avec le reste des ingrédients et bien mélanger.

Salade de laitue tige, concombre et amandes

Ingrédients:

6 à 7 tasses de tiges de laitue, 3 bottes, parées

1/4 concombre, coupé en deux sur la longueur puis tranché finement

3 cuillères à soupe de ciboulette hachée ou ciselée

2 mangues, coupées en dés

1/2 tasse d'amandes tranchées

1/4 oignon blanc haché

2 à 3 cuillères à soupe de feuilles d'estragon hachées

sel et poivre au goût

8 onces de fromage végétalien

Bandage

1 petite échalote, hachée finement

1 cuillère à soupe de vinaigre blanc distillé

1/4 citron vert, pressé, environ 2 cuillères à café

1/4 tasse d'huile d'olive extra vierge

1 cuillère à soupe. Chéri

1 cuillère à café de moutarde anglaise

préparation

Mélanger tous les ingrédients de la vinaigrette dans un robot culinaire.

Mélanger avec le reste des ingrédients et bien mélanger.

Salade de laitue, tomates cerises et noix de macadamia

Ingrédients:

7 tasses de tiges de laitue, 3 bottes, parées

1/4 concombre européen ou épépiné, coupé en deux sur la longueur puis tranché finement

3 cuillères à soupe de ciboulette hachée ou ciselée

16 tomates cerises

1/2 tasse de noix de macadamia

1/4 oignon rouge, haché

2 à 3 cuillères à soupe de thym frais

sel et poivre au goût

8 onces de fromage végétalien

Bandage

1 petite échalote, hachée finement

1 cuillère à soupe de vinaigre blanc distillé

1/4 citron, pressé, environ 2 cuillères à café

1/4 tasse d'huile d'olive extra vierge

1 cuillère à soupe. Chéri

1 cuillère à café de moutarde de Dijon

préparation

Mélanger tous les ingrédients de la vinaigrette dans un robot culinaire.

Mélanger avec le reste des ingrédients et bien mélanger.

Salade de laitue pommée, tomates cerises et noix de cajou

Ingrédients:

7 tasses de laitue, 3 bottes, parées

1/4 concombre européen ou épépiné, coupé en deux sur la longueur puis tranché finement

3 cuillères à soupe de ciboulette hachée ou ciselée

15 tomates cerises

1/2 tasse de noix de cajou

1/4 oignon blanc haché

2 à 3 cuillères à soupe de feuilles d'estragon hachées

sel et poivre au goût

8 onces de fromage végétalien

Bandage

1 petite échalote, hachée finement

1 cuillère à soupe de vinaigre blanc distillé

1/4 citron, pressé, environ 2 cuillères à café

1/4 tasse d'huile d'olive extra vierge

préparation

Mélanger tous les ingrédients de la vinaigrette dans un robot culinaire.

Mélanger avec le reste des ingrédients et bien mélanger.

Salade de laitue romaine, tomates cerises et noix de macadamia

Ingrédients:

6 ½ tasses de laitue romaine, 3 bottes, parées

1/4 concombre européen ou épépiné, coupé en deux sur la longueur puis tranché finement

3 cuillères à soupe de ciboulette hachée ou ciselée

16 tomates cerises

1/2 tasse de noix de macadamia

1/4 oignon blanc haché

2 à 3 cuillères à soupe de feuilles d'estragon hachées

sel et poivre au goût

8 onces de fromage végétalien

Bandage

1 petite échalote, hachée finement

1 cuillère à soupe de vinaigre blanc distillé

1/4 citron, pressé, environ 2 cuillères à café

1/4 tasse d'huile d'olive extra vierge

préparation

Mélanger tous les ingrédients de la vinaigrette dans un robot culinaire.

Mélanger avec le reste des ingrédients et bien mélanger.

Salade Iceberg, Pommes et Noix

Ingrédients:

8 onces de fromage végétalien

6 à 7 tasses de laitue iceberg, 3 bottes, déchirées

1/4 concombre européen ou épépiné, coupé en deux sur la longueur puis tranché finement

3 cuillères à soupe de ciboulette hachée ou ciselée

2 pommes, évidées et coupées en cubes de 2 pouces

1/2 tasse de noix tranchées

1/4 oignon blanc haché

2 à 3 cuillères à soupe de feuilles d'estragon hachées

sel et poivre au goût

Bandage

1 petite échalote, hachée finement

2 cuillères à soupe de vinaigre blanc distillé

1/4 tasse d'huile de sésame

1 cuillère à café de miel

½ cuillère à café de mayonnaise sans œuf

préparation

Mélanger tous les ingrédients de la vinaigrette dans un robot culinaire.

Mélanger avec le reste des ingrédients et bien mélanger.

Salade de laitue, tomates et amandes

Ingrédients:

8 onces de fromage végétalien

7 tasses de laitue en vrac, 3 bottes, déchirées

1/4 concombre européen ou épépiné, coupé en deux sur la longueur puis tranché finement

3 cuillères à soupe de ciboulette hachée ou ciselée

16 tomates cerises

1/2 tasse d'amandes tranchées

1/4 oignon rouge, haché

2 à 3 cuillères à soupe de thym haché

sel et poivre au goût

Bandage

1 petite échalote, hachée finement

1 cuillère à soupe de vinaigre blanc distillé

1/4 citron, pressé, environ 2 cuillères à café

1/4 tasse d'huile d'olive extra vierge

1 cuillère à soupe. Mayonnaise sans oeuf

préparation

Mélanger tous les ingrédients de la vinaigrette dans un robot culinaire.

Mélanger avec le reste des ingrédients et bien mélanger.

Salade de cerises frisées et de noix de macadamia

Ingrédients:

6 à 7 tasses de laitue frisée, 3 bottes, parées

1/4 concombre européen ou épépiné, coupé en deux sur la longueur puis tranché finement

3 cuillères à soupe de ciboulette hachée ou ciselée

16 cerises, dénoyautées

1/2 tasse de noix de macadamia

1/4 oignon rouge, haché

2 à 3 cuillères à soupe de feuilles d'estragon hachées

Sel de mer et poivre au goût

8 onces de fromage végétalien

Bandage

1 cuillère à soupe. ciboulette, hachée

1 cuillère à soupe de vinaigre blanc distillé

1/4 citron, pressé, environ 2 cuillères à café

1/4 tasse d'huile d'olive extra vierge

1 cuillère à soupe. Chéri

préparation

Mélanger tous les ingrédients de la vinaigrette dans un robot culinaire.

Mélanger avec le reste des ingrédients et bien mélanger.

Salade de laitue romaine, raisins et noix

Ingrédients:

7 laitues romaines en vrac, 3 bottes, parées

1/4 concombre, coupé en deux sur la longueur puis tranché finement

4 cuillères à soupe de ciboulette hachée ou ciselée

16 raisins

1/2 tasse de noix tranchées

1/4 oignon blanc haché

sel et poivre au goût

Bandage

2 cuillères à soupe de vinaigre blanc distillé

1/4 tasse d'huile de sésame

1 cuillère à café de sauce hoisin

préparation

Mélanger tous les ingrédients de la vinaigrette dans un robot culinaire.

Mélanger avec le reste des ingrédients et bien mélanger.

Salade de laitue, tomates cerises et basilic thaï

Ingrédients:

6 à 7 tasses de laitue beurre, 3 bottes, parées

1/4 concombre européen ou épépiné, coupé en deux sur la longueur puis tranché finement

3 cuillères à soupe de ciboulette hachée ou ciselée

16 tomates cerises

1/2 tasse de noix

1/4 oignon blanc haché

2 à 3 cuillères à soupe de basilic thaï haché

sel et poivre au goût

Bandage

1 petit oignon de printemps, haché finement

1 cuillère à soupe de vinaigre blanc distillé

1/4 tasse d'huile de sésame

1 cuillère à soupe. oelek sambal

préparation

Mélanger tous les ingrédients de la vinaigrette dans un robot culinaire.

Mélanger avec le reste des ingrédients et bien mélanger.

Salade de laitue fumée et estragon

Ingrédients:

8 onces de fromage végétalien

6 à 7 tasses de laitue en vrac, 3 bottes, déchirées

1/4 concombre européen ou épépiné, coupé en deux sur la longueur puis tranché finement

3 cuillères à soupe de ciboulette hachée ou ciselée

16 tomates cerises

1/2 tasse d'amandes tranchées

1/4 oignon blanc haché

2 à 3 cuillères à soupe de feuilles d'estragon hachées

sel et poivre au goût

Bandage

1 cuillère à café de cumin

1 cuillère à café de graines de roucou

1/2 cuillère à café de piment de Cayenne

1 cuillère à soupe de vinaigre blanc distillé

1/4 citron vert, pressé, environ 2 cuillères à café

1/4 tasse d'huile d'olive extra vierge

préparation

Mélanger tous les ingrédients de la vinaigrette dans un robot culinaire.

Mélanger avec le reste des ingrédients et bien mélanger.

Salade de Laitue, Feuilles de Menthe et Noix de Cajou

Ingrédients:

6 à 7 tasses de laitue en vrac, 3 bottes, déchirées

1/4 concombre européen ou épépiné, coupé en deux sur la longueur puis tranché finement

3 cuillères à soupe de ciboulette hachée ou ciselée

16 raisins

1/2 tasse de noix de cajou

1/4 oignon rouge, haché

2 à 3 cuillères à soupe de feuilles de menthe hachées

sel et poivre au goût

8 onces de fromage végétalien

Bandage

1 petite échalote, hachée finement

1 cuillère à soupe de vinaigre blanc distillé

1/4 citron vert, pressé, environ 2 cuillères à café

1/4 tasse d'huile d'olive extra vierge

1 cuillère à café de miel

préparation

Mélanger tous les ingrédients de la vinaigrette dans un robot culinaire.

Mélanger avec le reste des ingrédients et bien mélanger.

Salade de laitue, tomates et cacahuètes

Ingrédients:

6 à 7 tasses de laitue romaine, 3 bottes, parées

1/4 concombre européen ou épépiné, coupé en deux sur la longueur puis tranché finement

3 cuillères à soupe de ciboulette hachée ou ciselée

16 tomates cerises

1/2 tasse d'arachides hachées

1/4 oignon jaune, haché

sel et poivre au goût

8 onces de fromage végétalien

Bandage

1 petite échalote, hachée finement

1 cuillère à soupe de vinaigre blanc distillé

1/4 citron, pressé, environ 2 cuillères à café

1/4 tasse d'huile d'olive extra vierge

préparation

Mélanger tous les ingrédients de la vinaigrette dans un robot culinaire.

Mélanger avec le reste des ingrédients et bien mélanger.

Salade de laitue pommée, orange et amandes

Ingrédients:

6 à 7 tasses de laitue, 3 bottes, déchirées

1/4 concombre, coupé en deux sur la longueur puis tranché finement

3 cuillères à soupe de feuilles de menthe hachées ou hachées

8 tranches de mandarine, pelées et coupées en deux

1/2 tasse d'amandes tranchées

1/4 oignon blanc haché

sel et poivre au goût

8 onces de fromage végétalien

Bandage

1 petite échalote, hachée finement

1 cuillère à soupe de vinaigre blanc distillé

1/4 citron vert, pressé, environ 2 cuillères à café

1/4 tasse d'huile de sésame

1 cuillère à soupe. Chéri

préparation

Mélanger tous les ingrédients de la vinaigrette dans un robot culinaire.

Mélanger avec le reste des ingrédients et bien mélanger.

Salade simple de laitue, tomates et amandes

Ingrédients:
6 à 7 tasses de laitue iceberg, 3 bottes, déchirées

1/4 concombre européen ou épépiné, coupé en deux sur la longueur puis tranché finement

3 cuillères à soupe de ciboulette hachée ou ciselée

16 tomates cerises

1/2 tasse d'amandes tranchées

1/4 oignon rouge, haché

2 brins de romarin frais

sel et poivre au goût

8 onces de fromage végétalien

Bandage
1 petit oignon de printemps, haché finement

1 cuillère à soupe de vinaigre blanc distillé

1/4 citron, pressé, environ 2 cuillères à café

1/4 tasse d'huile d'olive extra vierge

1 mayonnaise sans oeuf

préparation

Mélanger tous les ingrédients de la vinaigrette dans un robot culinaire.

Mélanger avec le reste des ingrédients et bien mélanger.

Salade de laitue romaine, tomates et noisettes

Ingrédients:

6 à 7 tasses de laitue romaine, 3 bottes, parées

1/4 concombre européen ou épépiné, coupé en deux sur la longueur puis tranché finement

3 cuillères à soupe de ciboulette hachée ou ciselée

16 tomates cerises

1/2 tasse de noisettes

10 raisins noirs, sans pépins

2 à 3 cuillères à soupe de feuilles d'estragon hachées

sel et poivre au goût

8 onces de fromage végétalien

Bandage

1 petite échalote, hachée finement

1 cuillère à soupe de vinaigre blanc distillé

1/4 citron, pressé, environ 2 cuillères à café

1/4 tasse d'huile d'olive extra vierge

1 cuillère à soupe. Chéri

préparation

Mélanger tous les ingrédients de la vinaigrette dans un robot culinaire.

Mélanger avec le reste des ingrédients et bien mélanger.

Salade de laitue frisée, oignons et estragon

Ingrédients:

8 onces de fromage végétalien

6 à 7 tasses de laitue frisée, 3 bottes, parées

1/4 concombre européen ou épépiné, coupé en deux sur la longueur puis tranché finement

3 cuillères à soupe de ciboulette hachée ou ciselée

16 tomates cerises

1/2 tasse d'amandes tranchées

1/4 oignon blanc haché

2 à 3 cuillères à soupe de feuilles d'estragon hachées

sel et poivre au goût

Bandage

1 petite échalote, hachée finement

1 cuillère à soupe de vinaigre blanc distillé

1/4 citron, pressé, environ 2 cuillères à café

1/4 tasse d'huile d'olive extra vierge

préparation

Mélanger tous les ingrédients de la vinaigrette dans un robot culinaire.

Mélanger avec le reste des ingrédients et bien mélanger.

Salade frisée de tomates, amandes et estragon

Ingrédients:
8 onces de fromage végétalien

6 à 7 tasses de laitue frisée, 3 bottes, parées

1/4 concombre européen ou épépiné, coupé en deux sur la longueur puis tranché finement

3 cuillères à soupe de ciboulette hachée ou ciselée

16 tomates cerises

1/2 tasse d'amandes tranchées

1/4 oignon blanc haché

2 à 3 cuillères à soupe de feuilles d'estragon hachées

sel et poivre au goût

Bandage
1 petite échalote, hachée finement

1 cuillère à soupe de vinaigre blanc distillé

1/4 citron, pressé, environ 2 cuillères à café

1/4 tasse d'huile d'olive extra vierge

préparation
Mélanger tous les ingrédients de la vinaigrette dans un robot culinaire.

Mélanger avec le reste des ingrédients et bien mélanger.

Salade frisée de tomates et noisettes

Ingrédients:

8 onces de fromage végétalien

6 à 7 tasses de laitue frisée, 3 bottes, parées

1/4 concombre européen ou épépiné, coupé en deux sur la longueur puis tranché finement

3 cuillères à soupe de ciboulette hachée ou ciselée

16 tomates cerises

1/2 tasse de noisettes tranchées

1/4 oignon blanc haché

2 à 3 cuillères à soupe de feuilles d'estragon hachées

sel et poivre au goût

Bandage

1 petite échalote, hachée finement

1 cuillère à soupe de vinaigre blanc distillé

1/4 citron, pressé, environ 2 cuillères à café

1/4 tasse d'huile d'olive extra vierge

préparation

Mélanger tous les ingrédients de la vinaigrette dans un robot culinaire.

Mélanger avec le reste des ingrédients et bien mélanger.

Salade frisée et courgettes

Ingrédients:
8 onces de fromage végétalien

6 à 7 tasses de laitue frisée, 3 bottes, parées

1/4 courgette, coupée en deux dans le sens de la longueur, puis tranchée finement

16 tomates cerises

1/2 tasse d'amandes tranchées

1/4 oignon blanc haché

2 à 3 cuillères à soupe de feuilles d'estragon hachées

sel et poivre au goût

Bandage
1 petite échalote, hachée finement

1 cuillère à soupe de vinaigre blanc distillé

1/4 citron, pressé, environ 2 cuillères à café

1/4 tasse d'huile d'olive extra vierge

préparation
Mélanger tous les ingrédients de la vinaigrette dans un robot culinaire.

Mélanger avec le reste des ingrédients et bien mélanger.

Salade de laitue romaine et noisettes

Ingrédients:
8 onces de fromage végétalien

6 à 7 tasses de laitue romaine, 3 bottes, parées

1/4 concombre européen ou épépiné, coupé en deux sur la longueur puis tranché finement

3 cuillères à soupe de ciboulette hachée ou ciselée

16 tomates cerises

1/2 tasse de noisettes tranchées

1/4 oignon blanc haché

2 à 3 cuillères à soupe de feuilles d'estragon hachées

sel et poivre au goût

Bandage
1 petite échalote, hachée finement

1 cuillère à soupe de vinaigre blanc distillé

1/4 citron, pressé, environ 2 cuillères à café

1/4 tasse d'huile d'olive extra vierge

préparation
Mélanger tous les ingrédients de la vinaigrette dans un robot culinaire.

Mélanger avec le reste des ingrédients et bien mélanger.

Salade de tomates et d'amandes avec laitue iceberg

Ingrédients:

8 onces de fromage végétalien

6 à 7 tasses de laitue iceberg, 3 bottes, déchirées

1/4 concombre européen ou épépiné, coupé en deux sur la longueur puis tranché finement

3 cuillères à soupe de ciboulette hachée ou ciselée

16 tomates cerises

1/2 tasse d'amandes tranchées

1/4 oignon blanc haché

2 à 3 cuillères à soupe de feuilles d'estragon hachées

sel et poivre au goût

Bandage

1 petite échalote, hachée finement

1 cuillère à soupe de vinaigre blanc distillé

1/4 citron, pressé, environ 2 cuillères à café

1/4 tasse d'huile d'olive extra vierge

préparation

Mélanger tous les ingrédients de la vinaigrette dans un robot culinaire.

Mélanger avec le reste des ingrédients et bien mélanger.

Salade frisée et feta

Ingrédients:

6 à 7 tasses de laitue beurre, 3 bottes, parées

1/4 concombre dénoyauté, coupé en deux dans le sens de la longueur, puis tranché finement

3 cuillères à soupe de ciboulette hachée ou ciselée

16 tomates cerises

1/2 tasse de pistaches

1/4 oignon blanc haché

2 à 3 cuillères à soupe de feuilles d'estragon hachées

sel et poivre au goût

8 onces de fromage végétalien

Bandage

1 petite échalote, hachée finement

1 cuillère à soupe de vinaigre blanc distillé

1/4 citron, pressé, environ 2 cuillères à café

1/4 tasse d'huile d'olive extra vierge

1 cuillère à soupe. sauce pesto

préparation

Mélanger tous les ingrédients de la vinaigrette dans un robot culinaire.

Mélanger avec le reste des ingrédients et bien mélanger.

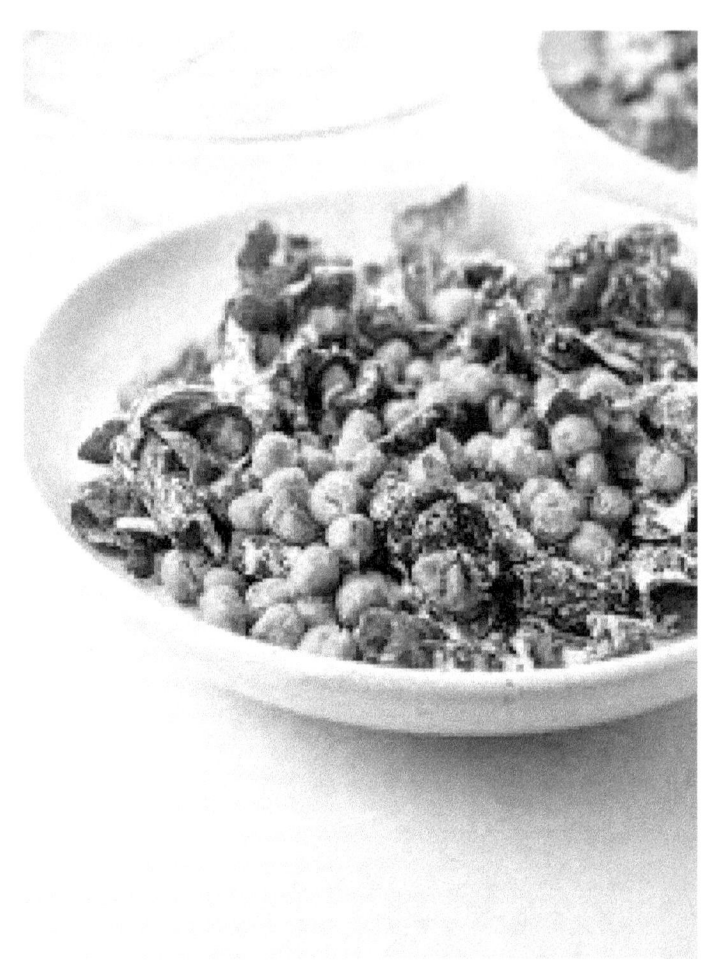

Salade frisée et feta

Ingrédients:

6 à 7 tasses de laitue romaine, 3 bottes, parées

1/4 concombre européen ou épépiné, coupé en deux sur la longueur puis tranché finement

3 cuillères à soupe de ciboulette hachée ou ciselée

16 tomates cerises

1/2 tasse de noix de macadamia

1/4 oignon rouge, haché

sel et poivre au goût

5 onces de fromage végétalien

Bandage

1 petite échalote, hachée finement

1 cuillère à soupe de vinaigre blanc distillé

1/4 citron, pressé, environ 2 cuillères à café

1/4 tasse d'huile d'olive extra vierge

1 cuillère à soupe. sauce pesto

préparation

Mélanger tous les ingrédients de la vinaigrette dans un robot culinaire.

Mélanger avec le reste des ingrédients et bien mélanger.

Conserver le basilic et le fromage végétalien

Ingrédients:
6 à 7 tasses de laitue en vrac, 3 bottes, déchirées

1/4 concombre, coupé en deux sur la longueur puis tranché finement

16 tomates cerises

1/4 oignon rouge, haché

2 à 3 cuillères à soupe de basilic frais haché

sel et poivre au goût

8 onces de fromage végétalien

Bandage
1 petite échalote, hachée finement

1 cuillère à soupe de vinaigre blanc distillé

1/4 citron, pressé, environ 2 cuillères à café

1/4 tasse d'huile d'olive extra vierge

préparation
Mélanger tous les ingrédients de la vinaigrette dans un robot culinaire.

Mélanger avec le reste des ingrédients et bien mélanger.

Salade de laitue romaine et de pistaches

Ingrédients:

8 onces de fromage végétalien

6 à 7 tasses de laitue romaine, 3 bottes, parées

1/4 concombre européen ou épépiné, coupé en deux sur la longueur puis tranché finement

3 cuillères à soupe de ciboulette hachée ou ciselée

16 tomates cerises

1/2 tasse de pistaches hachées

1/4 oignon Vidalla, tranché

2 à 3 cuillères à soupe de feuilles d'estragon hachées

sel et poivre au goût

Bandage

1 petite échalote, hachée finement

1 cuillère à soupe de vinaigre blanc distillé

1/4 citron, pressé, environ 2 cuillères à café

1/4 tasse d'huile d'olive extra vierge

préparation

Mélanger tous les ingrédients de la vinaigrette dans un robot culinaire.

Mélanger avec le reste des ingrédients et bien mélanger.

Frisee Laitue Tomates Et Oignons En Vinaigrette À L'huile De Noix De Macadamia

Ingrédients:

6 à 7 tasses de laitue frisée, 3 bottes, parées

1/4 concombre, coupé en deux sur la longueur puis tranché finement

3 cuillères à soupe de ciboulette hachée ou ciselée

16 tomates cerises

1/2 tasse d'amandes tranchées

1/4 oignon rouge, haché

2 à 3 cuillères à soupe de persil haché

sel et poivre au goût

8 onces de fromage végétalien

Bandage

1 petit oignon de printemps, haché finement

1 cuillère à soupe de vinaigre blanc distillé

1/4 citron, pressé, environ 2 cuillères à café

1/4 tasse d'huile de noix de macadamia

préparation

Mélanger tous les ingrédients de la vinaigrette dans un robot culinaire.

Mélanger avec le reste des ingrédients et bien mélanger.

Tomates et pistaches de laitue romaine

Ingrédients:

8 onces de fromage végétalien

6 à 7 tasses de laitue romaine, 3 bottes, parées

1/4 concombre européen ou épépiné, coupé en deux sur la longueur puis tranché finement

3 cuillères à soupe de ciboulette hachée ou ciselée

16 tomates cerises

1/2 tasse de pistaches

1/4 oignon rouge, haché

sel et poivre au goût

Bandage

1 petite échalote, hachée finement

1 cuillère à soupe de vinaigre blanc distillé

1/4 citron, pressé, environ 2 cuillères à café

1/4 tasse d'huile d'olive extra vierge

préparation

Mélanger tous les ingrédients de la vinaigrette dans un robot culinaire.

Mélanger avec le reste des ingrédients et bien mélanger.

Câpres d'Artichauts et Salade de Coeurs d'Artichauts

Ingrédients:

1 artichaut, rincé, battu et émietté

½ tasse de câpres

½ tasse de coeurs d'artichauts

Bandage

2 cuillères à soupe. vinaigre de vin blanc

4 cuillères à soupe d'huile d'olive extra vierge

poivre noir fraîchement moulu

3/4 tasse d'amandes finement moulues

Sel marin

préparation

Mélanger tous les ingrédients de la vinaigrette dans un robot culinaire.

Mélanger avec le reste des ingrédients et bien mélanger.

Salade De Légumes Mixtes Au Maïs Et Coeur D'Artichaut

Ingrédients:

1 bouquet de Mesclun rincé, secoué et émietté

½ tasse de mini maïs en conserve

½ tasse de coeurs d'artichauts

Bandage

2 cuillères à soupe. vinaigre de vin blanc

4 cuillères à soupe d'huile d'olive extra vierge

poivre noir fraîchement moulu

3/4 tasse d'arachides finement moulues

Sel marin

préparation

Mélanger tous les ingrédients de la vinaigrette dans un robot culinaire.

Mélanger avec le reste des ingrédients et bien mélanger.

Laitue Romaine Avec Vinaigrette Tomatillo

Ingrédients:
1 tête de laitue romaine, râpée

4 grosses tomates, épépinées et hachées

4 radis, tranchés finement

Bandage
6 tomatilles, rincées et coupées en deux

1 jalapeño, coupé en deux

1 oignon blanc, coupé en quatre

2 cuillères à soupe d'huile d'olive extra vierge

Sel casher et poivre noir fraîchement moulu

1/2 cuillère à café de cumin moulu

1 tasse de fromage à la crème sans produits laitiers

2 cuillères à soupe de jus de citron frais

préparer/cuisiner
Préchauffer le four à 400 degrés F.

Pour la vinaigrette, placez les tomatillos, le jalapeño et l'oignon sur une plaque à pâtisserie.

Arroser d'huile d'olive et saupoudrer de sel et de poivre.

Cuire au four pendant 25-30 minutes. jusqu'à ce que les légumes commencent à brunir et à noircir légèrement.

Transférer dans un robot culinaire et laisser refroidir, puis mélanger.

Ajouter le reste des ingrédients et réfrigérer pendant une heure.

Mélanger avec le reste des ingrédients et bien mélanger.

Salade grecque de laitue romaine et de tomates

Ingrédients:
1 tête de laitue romaine, hachée finement

4 tomates mûres entières, coupées en 6 quartiers chacune, puis couper chaque quartier en deux

1 concombre moyen entier, pelé, coupé en quatre sur la longueur et haché grossièrement

1/2 oignon blanc entier, tranché très fin

30 olives vertes entières dénoyautées, coupées en deux dans le sens de la longueur, plus 6 olives finement hachées

6 onces de fromage végétalien émietté

Feuilles de persil frais, hachées grossièrement

Bandage
1/4 tasse d'huile d'olive extra vierge

2 cuillères à soupe de vinaigre de vin blanc

1 cuillère à café de sucre, ou plus au goût

1 gousse d'ail hachée

Sel et poivre noir fraîchement moulu

Jus de ½ citron

Sel marin

préparation

Placer tous les ingrédients de la vinaigrette dans un robot culinaire et mélanger.

Assaisonner avec plus de sel si nécessaire.

mélangez tous les ingrédients ensemble.

Salade de tomates prunes et concombres

Ingrédients:

5 tomates italiennes moyennes, coupées en deux sur la longueur, épépinées et tranchées finement

1/4 oignon blanc, pelé, coupé en deux sur la longueur et tranché finement

1 gros concombre, coupé en deux sur la longueur et tranché finement

Bandage

¼ tasse d'huile d'olive extra vierge

2 gouttes de vinaigre de vin blanc

Gros sel et poivre noir

préparation

Mélanger tous les ingrédients de la vinaigrette.

Mélanger avec le reste des ingrédients et bien mélanger.

Salade de concombre aux champignons enoki

Ingrédients:

15 champignons enoki, tranchés finement

1/4 oignon blanc, pelé, coupé en deux sur la longueur et tranché finement

1 gros concombre, coupé en deux sur la longueur et tranché finement

Bandage

¼ tasse d'huile d'olive extra vierge

2 gouttes de vinaigre de vin blanc

Gros sel et poivre noir

préparation

Mélanger tous les ingrédients de la vinaigrette.

Mélanger avec le reste des ingrédients et bien mélanger.

Salade de tomates et courgettes

Ingrédients:

5 tomates moyennes, coupées en deux sur la longueur, épépinées et tranchées finement

1/4 oignon blanc, pelé, coupé en deux sur la longueur et tranché finement

1 grosse courgette coupée en deux dans le sens de la longueur, tranchée finement et blanchie

Bandage

¼ tasse d'huile d'olive extra vierge

2 cuillères à soupe. vinaigre de cidre de pomme

Gros sel et poivre noir

préparation

Mélanger tous les ingrédients de la vinaigrette.

Mélanger avec le reste des ingrédients et bien mélanger.

Tomatillos avec salade de concombre

Ingrédients:

10 tomatilles, coupées en deux sur la longueur, épépinées et tranchées finement
1/4 oignon blanc, pelé, coupé en deux sur la longueur et tranché finement
1 gros concombre, coupé en deux sur la longueur et tranché finement

Bandage
¼ tasse d'huile d'olive extra vierge
2 gouttes de vinaigre de vin blanc
Gros sel et poivre noir

préparation
Mélanger tous les ingrédients de la vinaigrette.

Mélanger avec le reste des ingrédients et bien mélanger.

Salade de tomates poires et oignons

Ingrédients:

5 tomates italiennes moyennes, coupées en deux sur la longueur, épépinées et tranchées finement

1/4 oignon blanc, pelé, coupé en deux sur la longueur et tranché finement

1 gros concombre, coupé en deux sur la longueur et tranché finement

Bandage

¼ tasse d'huile d'olive extra vierge

2 cuillères à soupe. vinaigre de cidre de pomme

Gros sel et poivre noir

préparation

Mélanger tous les ingrédients de la vinaigrette.

Mélanger avec le reste des ingrédients et bien mélanger.

Salade de tomates et courgettes

Ingrédients:

5 tomates moyennes, coupées en deux sur la longueur, épépinées et tranchées finement

1/4 oignon blanc, pelé, coupé en deux sur la longueur et tranché finement

1 grosse courgette coupée en deux dans le sens de la longueur, tranchée finement et blanchie

Bandage

¼ tasse d'huile d'olive extra vierge

2 gouttes de vinaigre de vin blanc

Gros sel et poivre noir

préparation

Mélanger tous les ingrédients de la vinaigrette.

Mélanger avec le reste des ingrédients et bien mélanger.

Salade de tomates anciennes

Ingrédients:

3 tomates anciennes, coupées en deux sur la longueur, épépinées et tranchées finement

1/4 oignon blanc, pelé, coupé en deux sur la longueur et tranché finement

1 gros concombre, coupé en deux sur la longueur et tranché finement

Bandage

¼ tasse d'huile d'olive extra vierge

2 gouttes de vinaigre de vin blanc

Gros sel et poivre noir

préparation

Mélanger tous les ingrédients de la vinaigrette.

Mélanger avec le reste des ingrédients et bien mélanger.

salade de champignons enoki

Ingrédients:

15 champignons enoki, tranchés finement

1/4 oignon blanc, pelé, coupé en deux sur la longueur et tranché finement

1 gros concombre, coupé en deux sur la longueur et tranché finement

Bandage

¼ tasse d'huile d'olive extra vierge

2 cuillères à soupe. vinaigre de cidre de pomme

Gros sel et poivre noir

préparation

Mélanger tous les ingrédients de la vinaigrette.

Mélanger avec le reste des ingrédients et bien mélanger.

Salade de coeurs d'artichauts et tomates pelées

Ingrédients:

6 coeurs d'artichauts (en conserve)

5 tomates italiennes moyennes, coupées en deux sur la longueur, épépinées et tranchées finement

1/4 oignon blanc, pelé, coupé en deux sur la longueur et tranché finement

1 gros concombre, coupé en deux sur la longueur et tranché finement

Bandage

¼ tasse d'huile d'olive extra vierge

2 gouttes de vinaigre de vin blanc

Gros sel et poivre noir

préparation

Mélanger tous les ingrédients de la vinaigrette.

Mélanger avec le reste des ingrédients et bien mélanger.

Salade de mini-maïs et tomates italiennes

Ingrédients:

½ tasse de mini maïs en conserve

5 tomates italiennes moyennes, coupées en deux sur la longueur, épépinées et tranchées finement

1/4 oignon blanc, pelé, coupé en deux sur la longueur et tranché finement

1 grosse courgette coupée en deux dans le sens de la longueur, tranchée finement et blanchie

Bandage

¼ tasse d'huile d'olive extra vierge

2 gouttes de vinaigre de vin blanc

Gros sel et poivre noir

préparation

Mélanger tous les ingrédients de la vinaigrette.

Mélanger avec le reste des ingrédients et bien mélanger.

Légumes Mixtes Et Salade De Tomates

Ingrédients:

1 bouquet de Meslcun, rincé et égoutté

5 tomates moyennes, coupées en deux sur la longueur, épépinées et tranchées finement

1/4 oignon blanc, pelé, coupé en deux sur la longueur et tranché finement

1 gros concombre, coupé en deux sur la longueur et tranché finement

Bandage

¼ tasse d'huile d'olive extra vierge

2 cuillères à soupe. vinaigre de cidre de pomme

Gros sel et poivre noir

préparation

Mélanger tous les ingrédients de la vinaigrette.

Mélanger avec le reste des ingrédients et bien mélanger.

Salade de laitue romaine et tomates italiennes

Ingrédients:

1 botte de laitue romaine, rincée et égouttée

5 tomates italiennes moyennes, coupées en deux sur la longueur, épépinées et tranchées finement

1/4 oignon blanc, pelé, coupé en deux sur la longueur et tranché finement

1 gros concombre, coupé en deux sur la longueur et tranché finement

Bandage

¼ tasse d'huile d'olive extra vierge

2 gouttes de vinaigre de vin blanc

Gros sel et poivre noir

préparation

Mélanger tous les ingrédients de la vinaigrette.

Mélanger avec le reste des ingrédients et bien mélanger.

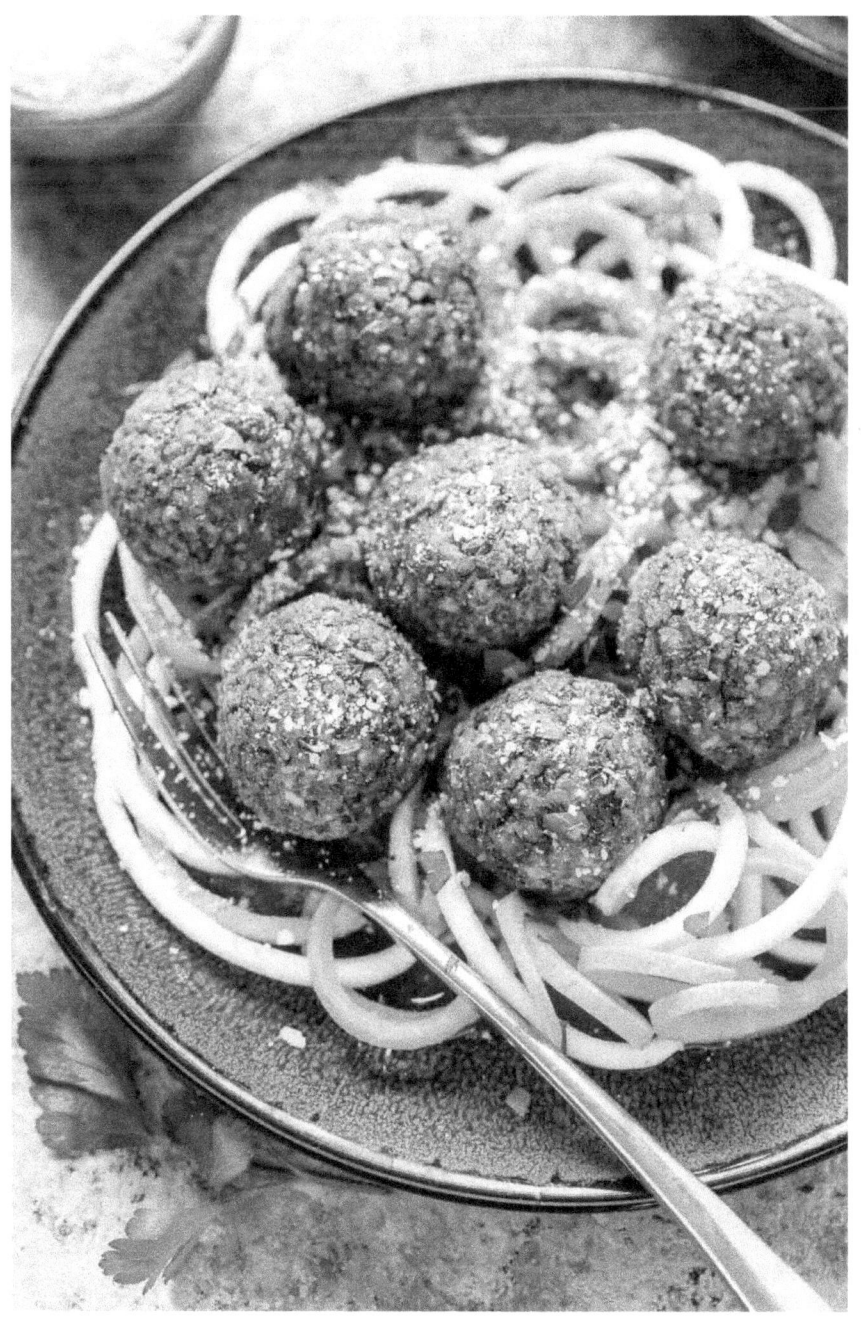

Salade d'Endives et Champignons Enoki

Ingrédients:

1 botte d'endive, rincée et égouttée

15 champignons enoki, tranchés finement

1/4 oignon blanc, pelé, coupé en deux sur la longueur et tranché finement

1 gros concombre, coupé en deux sur la longueur et tranché finement

Bandage

¼ tasse d'huile d'olive extra vierge

2 gouttes de vinaigre de vin blanc

Gros sel et poivre noir

préparation

Mélanger tous les ingrédients de la vinaigrette.

Mélanger avec le reste des ingrédients et bien mélanger.

Salade d'artichauts et tomates

Ingrédients:
1 artichaut, rincé et égoutté

5 tomates moyennes, coupées en deux sur la longueur, épépinées et tranchées finement

1/4 oignon blanc, pelé, coupé en deux sur la longueur et tranché finement

1 grosse courgette coupée en deux dans le sens de la longueur, tranchée finement et blanchie

Bandage
¼ tasse d'huile d'olive extra vierge

2 gouttes de vinaigre de vin blanc

Gros sel et poivre noir

préparation
Mélanger tous les ingrédients de la vinaigrette.

Mélanger avec le reste des ingrédients et bien mélanger.

Salade de chou frisé et tomates anciennes

Ingrédients:

1 botte de chou frisé, rincé et égoutté

3 tomates anciennes, coupées en deux sur la longueur, épépinées et tranchées finement

1/4 oignon blanc, pelé, coupé en deux sur la longueur et tranché finement

1 gros concombre, coupé en deux sur la longueur et tranché finement

Bandage

¼ tasse d'huile d'olive extra vierge

2 cuillères à soupe. vinaigre de cidre de pomme

Gros sel et poivre noir

préparation

Mélanger tous les ingrédients de la vinaigrette.

Mélanger avec le reste des ingrédients et bien mélanger.

Salade d'épinards et de tomates

Ingrédients:

1 botte d'épinards, rincés et égouttés

10 tomatilles, coupées en deux sur la longueur, épépinées et tranchées finement

1/4 oignon blanc, pelé, coupé en deux sur la longueur et tranché finement

1 gros concombre, coupé en deux sur la longueur et tranché finement

Bandage

¼ tasse d'huile d'olive extra vierge

2 gouttes de vinaigre de vin blanc

Gros sel et poivre noir

préparation

Mélanger tous les ingrédients de la vinaigrette.

Mélanger avec le reste des ingrédients et bien mélanger.

Salade Mesclun et Champignons Enoki

Ingrédients:

1 bouquet de Meslcun, rincé et égoutté

15 champignons enoki, tranchés finement

1/4 oignon blanc, pelé, coupé en deux sur la longueur et tranché finement

1 gros concombre, coupé en deux sur la longueur et tranché finement

Bandage

¼ tasse d'huile d'olive extra vierge

2 gouttes de vinaigre de vin blanc

Gros sel et poivre noir

préparation

Mélanger tous les ingrédients de la vinaigrette.

Mélanger avec le reste des ingrédients et bien mélanger.

Salade de laitue romaine et concombre

Ingrédients:
1 botte de laitue romaine, rincée et égouttée

5 tomates italiennes moyennes, coupées en deux sur la longueur, épépinées et tranchées finement

1/4 oignon blanc, pelé, coupé en deux sur la longueur et tranché finement

1 gros concombre, coupé en deux sur la longueur et tranché finement

Bandage
¼ tasse d'huile d'olive extra vierge

2 cuillères à soupe. vinaigre de cidre de pomme

Gros sel et poivre noir

préparation
Mélanger tous les ingrédients de la vinaigrette.

Mélanger avec le reste des ingrédients et bien mélanger.

Salade de chou frisé, épinards et courgettes

Ingrédients:
1 botte de chou frisé, rincé et égoutté

1 botte d'épinards, rincés et égouttés

1/4 oignon blanc, pelé, coupé en deux sur la longueur et tranché finement

1 grosse courgette coupée en deux dans le sens de la longueur, tranchée finement et blanchie

Bandage
¼ tasse d'huile d'olive extra vierge

2 gouttes de vinaigre de vin blanc

Gros sel et poivre noir

préparation
Mélanger tous les ingrédients de la vinaigrette.

Mélanger avec le reste des ingrédients et bien mélanger.

Salade d'artichauts de chou frisé et de champignons Enoki

Ingrédients:

1 artichaut, rincé et égoutté

1 botte de chou frisé, rincé et égoutté

15 champignons enoki, tranchés finement

1/4 oignon blanc, pelé, coupé en deux sur la longueur et tranché finement

1 gros concombre, coupé en deux sur la longueur et tranché finement

Bandage

¼ tasse d'huile d'olive extra vierge

2 gouttes de vinaigre de vin blanc

Gros sel et poivre noir

préparation

Mélanger tous les ingrédients de la vinaigrette.

Mélanger avec le reste des ingrédients et bien mélanger.

Salade d'endives et d'artichauts

Ingrédients:

1 botte d'endive, rincée et égouttée

1 artichaut, rincé et égoutté

1 gros concombre, coupé en deux sur la longueur et tranché finement

Bandage

¼ tasse d'huile d'olive extra vierge

2 gouttes de vinaigre de vin blanc

Gros sel et poivre noir

préparation

Mélanger tous les ingrédients de la vinaigrette.

Mélanger avec le reste des ingrédients et bien mélanger.

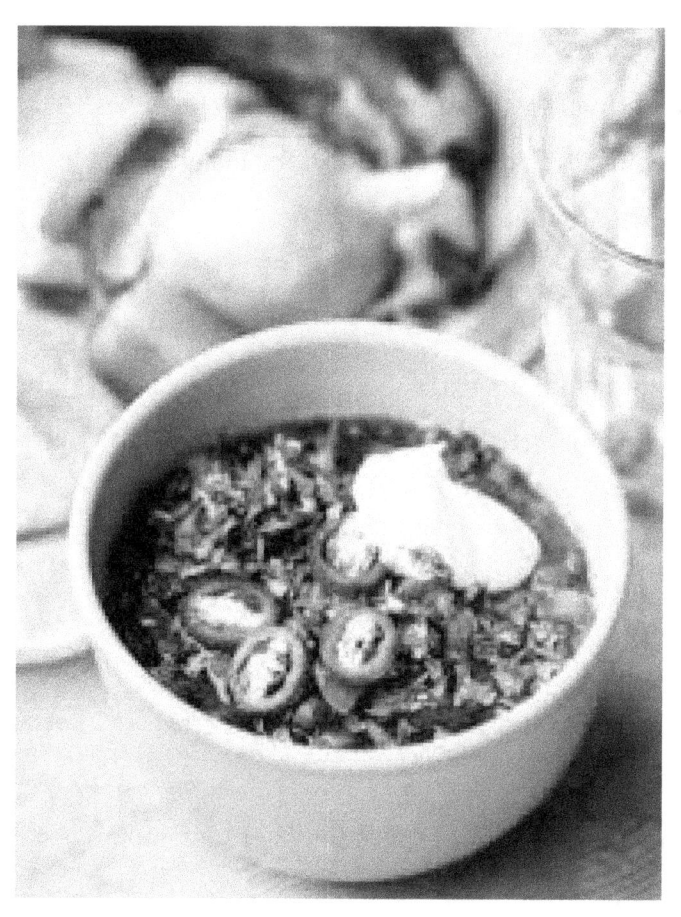

Salade de scaroles et courgettes

Ingrédients:
1 botte de laitue romaine, rincée et égouttée

1 botte d'endive, rincée et égouttée

1 grosse courgette coupée en deux dans le sens de la longueur, tranchée finement et blanchie

Bandage
¼ tasse d'huile d'olive extra vierge

2 gouttes de vinaigre de vin blanc

Gros sel et poivre noir

préparation
Mélanger tous les ingrédients de la vinaigrette.

Mélanger avec le reste des ingrédients et bien mélanger.

Salade de mezclum et laitue romaine

Ingrédients:

1 bouquet de Meslcun, rincé et égoutté

1 botte de laitue romaine, rincée et égouttée

1/4 oignon blanc, pelé, coupé en deux sur la longueur et tranché finement

1 gros concombre, coupé en deux sur la longueur et tranché finement

Bandage

¼ tasse d'huile d'olive extra vierge

2 cuillères à soupe. vinaigre de cidre de pomme

Gros sel et poivre noir

préparation

Mélanger tous les ingrédients de la vinaigrette.

Mélanger avec le reste des ingrédients et bien mélanger.

Salade de mesclun et tomatilles

Ingrédients:
1 bouquet de Meslcun, rincé et égoutté

1 botte de laitue romaine, rincée et égouttée

10 tomatilles, coupées en deux sur la longueur, épépinées et tranchées finement

1/4 oignon blanc, pelé, coupé en deux sur la longueur et tranché finement

1 grosse courgette coupée en deux dans le sens de la longueur, tranchée finement et blanchie

Bandage
¼ tasse d'huile d'olive extra vierge

2 gouttes de vinaigre de vin blanc

Gros sel et poivre noir

préparation
Mélanger tous les ingrédients de la vinaigrette.

Mélanger avec le reste des ingrédients et bien mélanger.

Salade De Laitue Romaine Et Endive

Ingrédients:

1 botte de laitue romaine, rincée et égouttée

1 botte d'endive, rincée et égouttée

5 tomates italiennes moyennes, coupées en deux sur la longueur, épépinées et tranchées finement

1/4 oignon blanc, pelé, coupé en deux sur la longueur et tranché finement

1 gros concombre, coupé en deux sur la longueur et tranché finement

Bandage

¼ tasse d'huile d'olive extra vierge

2 gouttes de vinaigre de vin blanc

Gros sel et poivre noir

préparation

Mélanger tous les ingrédients de la vinaigrette.

Mélanger avec le reste des ingrédients et bien mélanger.

Salade d'artichauts et chou frisé

Ingrédients:

1 artichaut, rincé et égoutté

1 botte de chou frisé, rincé et égoutté

3 tomates anciennes, coupées en deux sur la longueur, épépinées et tranchées finement

1/4 oignon blanc, pelé, coupé en deux sur la longueur et tranché finement

1 gros concombre, coupé en deux sur la longueur et tranché finement

Bandage

¼ tasse d'huile d'olive extra vierge

2 gouttes de vinaigre de vin blanc

Gros sel et poivre noir

préparation

Mélanger tous les ingrédients de la vinaigrette.

Mélanger avec le reste des ingrédients et bien mélanger.

Salade de chou frisé et épinards

Ingrédients:

1 botte de chou frisé, rincé et égoutté

1 botte d'épinards, rincés et égouttés

15 champignons enoki, tranchés finement

1/4 oignon blanc, pelé, coupé en deux sur la longueur et tranché finement

1 gros concombre, coupé en deux sur la longueur et tranché finement

Bandage

¼ tasse d'huile d'olive extra vierge

2 gouttes de vinaigre de vin blanc

Gros sel et poivre noir

préparation

Mélanger tous les ingrédients de la vinaigrette.

Mélanger avec le reste des ingrédients et bien mélanger.

Salade de carottes et tomates italiennes

Ingrédients:
1 tasse de mini-carottes, hachées

5 tomates italiennes moyennes, coupées en deux sur la longueur, épépinées et tranchées finement

1/4 oignon blanc, pelé, coupé en deux sur la longueur et tranché finement

1 gros concombre, coupé en deux sur la longueur et tranché finement

Bandage
¼ tasse d'huile d'olive extra vierge

2 cuillères à soupe. vinaigre de cidre de pomme

Gros sel et poivre noir

préparation
Mélanger tous les ingrédients de la vinaigrette.

Mélanger avec le reste des ingrédients et bien mélanger.

Salade de tomates au maïs et aux pruneaux

Ingrédients:

1 tasse de maïs miniature (en conserve), égoutté

5 tomates italiennes moyennes, coupées en deux sur la longueur, épépinées et tranchées finement

1/4 oignon blanc, pelé, coupé en deux sur la longueur et tranché finement

1 grosse courgette coupée en deux dans le sens de la longueur, tranchée finement et blanchie

Bandage

¼ tasse d'huile d'olive extra vierge

2 gouttes de vinaigre de vin blanc

Gros sel et poivre noir

préparation

Mélanger tous les ingrédients de la vinaigrette.

Mélanger avec le reste des ingrédients et bien mélanger.

Salade de mesclun et mini-carottes

Ingrédients:
1 bouquet de Meslcun, rincé et égoutté

1 tasse de mini-carottes, hachées

1 gros concombre, coupé en deux sur la longueur et tranché finement

Bandage
¼ tasse d'huile d'olive extra vierge

2 gouttes de vinaigre de vin blanc

Gros sel et poivre noir

préparation
Mélanger tous les ingrédients de la vinaigrette.

Mélanger avec le reste des ingrédients et bien mélanger.

Salade de laitue romaine et mini maïs

Ingrédients:
1 botte de laitue romaine, rincée et égouttée

1 tasse de maïs miniature (en conserve), égoutté

1 gros concombre, coupé en deux sur la longueur et tranché finement

Bandage
¼ tasse d'huile d'olive extra vierge

2 gouttes de vinaigre de vin blanc

Gros sel et poivre noir

préparation
Mélanger tous les ingrédients de la vinaigrette.

Mélanger avec le reste des ingrédients et bien mélanger.

Salade tendre de maïs et scarole

Ingrédients:

1 tasse de maïs miniature (en conserve), égoutté

1 botte d'endive, rincée et égouttée

1/4 oignon blanc, pelé, coupé en deux sur la longueur et tranché finement

1 grosse courgette coupée en deux dans le sens de la longueur, tranchée finement et blanchie

Bandage

¼ tasse d'huile d'olive extra vierge

2 cuillères à soupe. vinaigre de cidre de pomme

Gros sel et poivre noir

préparation

Mélanger tous les ingrédients de la vinaigrette.

Mélanger avec le reste des ingrédients et bien mélanger.

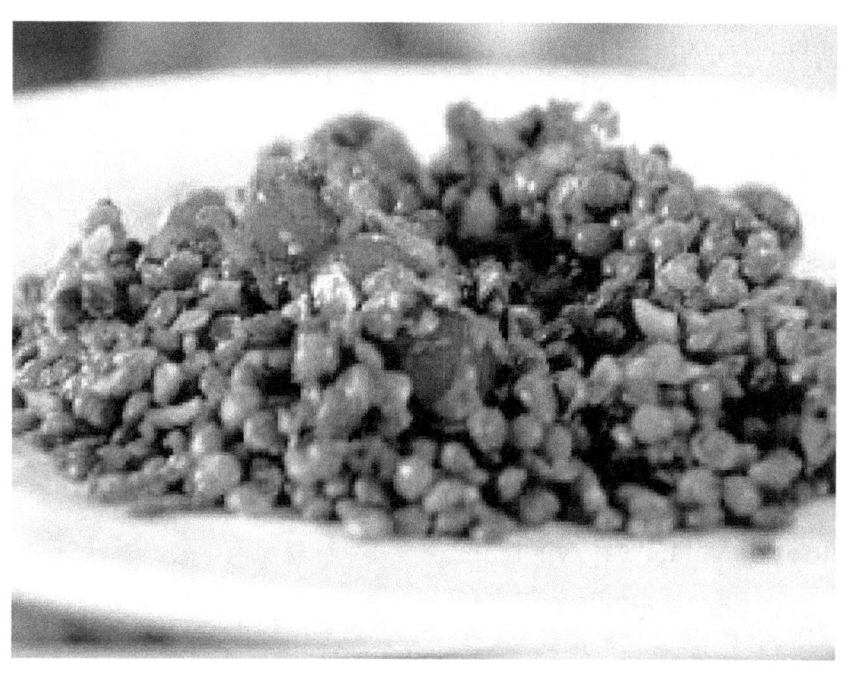

Salade de chou-fleur et tomatilles

Ingrédients:

9 bouquets de chou-fleur, blanchis et égouttés

10 tomatilles, coupées en deux sur la longueur, épépinées et tranchées finement

1/4 oignon blanc, pelé, coupé en deux sur la longueur et tranché finement

1 gros concombre, coupé en deux sur la longueur et tranché finement

Bandage

¼ tasse d'huile d'olive extra vierge

2 gouttes de vinaigre de vin blanc

Gros sel et poivre noir

préparation

Mélanger tous les ingrédients de la vinaigrette.

Mélanger avec le reste des ingrédients et bien mélanger.

Salade de brocoli et tomatilles

Ingrédients:

8 bouquets de brocoli, blanchis et égouttés

10 tomatilles, coupées en deux sur la longueur, épépinées et tranchées finement

1/4 oignon blanc, pelé, coupé en deux sur la longueur et tranché finement

1 gros concombre, coupé en deux sur la longueur et tranché finement

Bandage

¼ tasse d'huile d'olive extra vierge

2 gouttes de vinaigre de vin blanc

Gros sel et poivre noir

préparation

Mélanger tous les ingrédients de la vinaigrette.

Mélanger avec le reste des ingrédients et bien mélanger.

Salade d'épinards et de chou-fleur

Ingrédients:

1 botte d'épinards, rincés et égouttés

9 bouquets de chou-fleur, blanchis et égouttés

1 grosse courgette coupée en deux dans le sens de la longueur, tranchée finement et blanchie

Bandage

¼ tasse d'huile d'olive extra vierge

2 gouttes de vinaigre de vin blanc

Gros sel et poivre noir

préparation

Mélanger tous les ingrédients de la vinaigrette.

Mélanger avec le reste des ingrédients et bien mélanger.

Salade de chou frisé et de brocoli

Ingrédients:

1 botte de chou frisé, rincé et égoutté

8 bouquets de brocoli, blanchis et égouttés

1 gros concombre, coupé en deux sur la longueur et tranché finement

Bandage

¼ tasse d'huile d'olive extra vierge

2 gouttes de vinaigre de vin blanc

Gros sel et poivre noir

préparation

Mélanger tous les ingrédients de la vinaigrette.

Mélanger avec le reste des ingrédients et bien mélanger.

Salade de chou frisé, épinards et brocoli

Ingrédients:

1 botte de chou frisé, rincé et égoutté

8 bouquets de brocoli, blanchis et égouttés

1 botte d'épinards, rincés et égouttés

Bandage

¼ tasse d'huile d'olive extra vierge

2 gouttes de vinaigre de vin blanc

Gros sel et poivre noir

préparation

Mélanger tous les ingrédients de la vinaigrette.

Mélanger avec le reste des ingrédients et bien mélanger.

Salade d'artichauts, chou frisé et brocoli

Ingrédients:

1 artichaut, rincé et égoutté

1 botte de chou frisé, rincé et égoutté

8 bouquets de brocoli, blanchis et égouttés

Bandage

¼ tasse d'huile d'olive extra vierge

2 gouttes de vinaigre de vin blanc

Gros sel et poivre noir

préparation

Mélanger tous les ingrédients de la vinaigrette.

Mélanger avec le reste des ingrédients et bien mélanger.

Salade tendre de maïs et scarole

Ingrédients:

1 tasse de maïs miniature (en conserve), égoutté

1 botte d'endive, rincée et égouttée

1 artichaut, rincé et égoutté

Bandage

¼ tasse d'huile d'olive extra vierge

2 cuillères à soupe. vinaigre de cidre de pomme

Gros sel et poivre noir

préparation

Mélanger tous les ingrédients de la vinaigrette.

Mélanger avec le reste des ingrédients et bien mélanger.

Salade de mesclun et mini-carottes

Ingrédients:

1 bouquet de Meslcun, rincé et égoutté

1 tasse de mini-carottes, hachées

1 botte de laitue romaine, rincée et égouttée

Bandage

¼ tasse d'huile d'olive extra vierge

2 gouttes de vinaigre de vin blanc

Gros sel et poivre noir

préparation

Mélanger tous les ingrédients de la vinaigrette.

Mélanger avec le reste des ingrédients et bien mélanger.

Salade de tomates et petits maïs

Ingrédients:

10 tomatilles, coupées en deux sur la longueur, épépinées et tranchées finement

1 tasse de maïs miniature (en conserve), égoutté

1 botte d'endive, rincée et égouttée

1 artichaut, rincé et égoutté

Bandage

¼ tasse d'huile d'olive extra vierge

2 gouttes de vinaigre de vin blanc

Gros sel et poivre noir

préparation

Mélanger tous les ingrédients de la vinaigrette.

Mélanger avec le reste des ingrédients et bien mélanger.

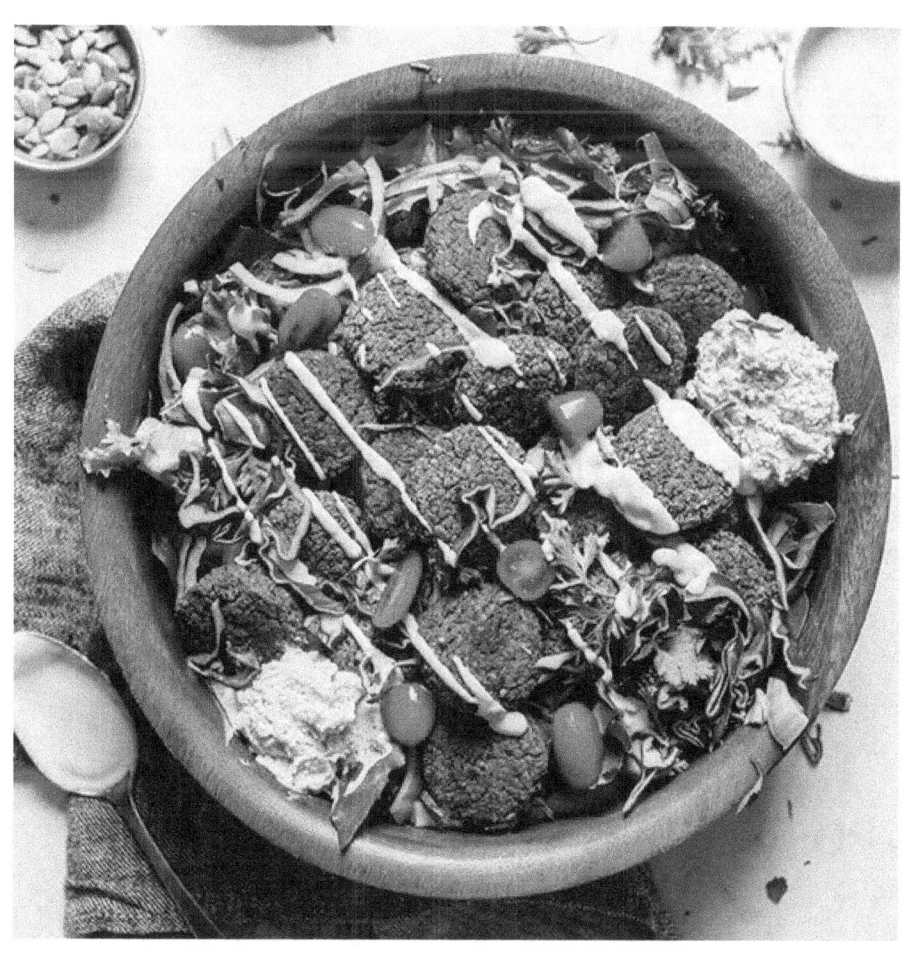

Salade Enoki et Baby Corn

Ingrédients:

15 champignons enoki, tranchés finement

1 tasse de maïs miniature (en conserve), égoutté

1 botte d'endive, rincée et égouttée

1 artichaut, rincé et égoutté

Bandage

¼ tasse d'huile d'olive extra vierge

2 cuillères à soupe. vinaigre de cidre de pomme

Gros sel et poivre noir

préparation

Mélanger tous les ingrédients de la vinaigrette.

Mélanger avec le reste des ingrédients et bien mélanger.

Salade d'endives aux tomates anciennes et d'artichauts

Ingrédients:

3 tomates anciennes, coupées en deux sur la longueur, épépinées et tranchées finement

1 botte d'endive, rincée et égouttée

1 artichaut, rincé et égoutté

1 botte de chou frisé, rincé et égoutté

Bandage

¼ tasse d'huile d'olive extra vierge

2 gouttes de vinaigre de vin blanc

Gros sel et poivre noir

préparation

Mélanger tous les ingrédients de la vinaigrette.

Mélanger avec le reste des ingrédients et bien mélanger.

Salade de chou frisé aux tomates italiennes et oignons

Ingrédients:

1 botte de chou frisé, rincé et égoutté

5 tomates italiennes moyennes, coupées en deux sur la longueur, épépinées et tranchées finement

1/4 oignon blanc, pelé, coupé en deux sur la longueur et tranché finement

1 gros concombre, coupé en deux sur la longueur et tranché finement

Bandage

¼ tasse d'huile d'olive extra vierge

2 gouttes de vinaigre de vin blanc

Gros sel et poivre noir

préparation

Mélanger tous les ingrédients de la vinaigrette.

Mélanger avec le reste des ingrédients et bien mélanger.

Salade d'épinards, tomates prunes et oignons

Ingrédients:

1 botte d'épinards, rincés et égouttés

5 tomates italiennes moyennes, coupées en deux sur la longueur, épépinées et tranchées finement

1/4 oignon blanc, pelé, coupé en deux sur la longueur et tranché finement

1 gros concombre, coupé en deux sur la longueur et tranché finement

Bandage

¼ tasse d'huile d'olive extra vierge

2 gouttes de vinaigre de vin blanc

Gros sel et poivre noir

préparation

Mélanger tous les ingrédients de la vinaigrette.

Mélanger avec le reste des ingrédients et bien mélanger.

Salade de cresson et courgettes

Ingrédients:

1 bouquet de cresson, rincé et égoutté

5 tomates italiennes moyennes, coupées en deux sur la longueur, épépinées et tranchées finement

1/4 oignon blanc, pelé, coupé en deux sur la longueur et tranché finement

1 grosse courgette coupée en deux dans le sens de la longueur, tranchée finement et blanchie

Bandage

¼ tasse d'huile d'olive extra vierge

2 cuillères à soupe. vinaigre de cidre de pomme

Gros sel et poivre noir

préparation

Mélanger tous les ingrédients de la vinaigrette.

Mélanger avec le reste des ingrédients et bien mélanger.

Salade de mangue, tomate et concombre

Ingrédients:
1 tasse de mangues coupées en dés

5 tomates italiennes moyennes, coupées en deux sur la longueur, épépinées et tranchées finement

1/4 oignon blanc, pelé, coupé en deux sur la longueur et tranché finement

1 gros concombre, coupé en deux sur la longueur et tranché finement

Bandage
¼ tasse d'huile d'olive extra vierge

2 gouttes de vinaigre de vin blanc

Gros sel et poivre noir

préparation
Mélanger tous les ingrédients de la vinaigrette.

Mélanger avec le reste des ingrédients et bien mélanger.

Salade de pêches, tomates et oignons

Ingrédients:
1 tasse de pêches en dés

5 tomates moyennes, coupées en deux sur la longueur, épépinées et tranchées finement

1/4 oignon blanc, pelé, coupé en deux sur la longueur et tranché finement

1 gros concombre, coupé en deux sur la longueur et tranché finement

Bandage
¼ tasse d'huile d'olive extra vierge

2 gouttes de vinaigre de vin blanc

Gros sel et poivre noir

préparation
Mélanger tous les ingrédients de la vinaigrette.

Mélanger avec le reste des ingrédients et bien mélanger.

Tomatillos aux raisins noirs et oignons blancs

Ingrédients:
12 morceaux de raisins noirs

10 tomatilles, coupées en deux sur la longueur, épépinées et tranchées finement

1/4 oignon blanc, pelé, coupé en deux sur la longueur et tranché finement

1 gros concombre, coupé en deux sur la longueur et tranché finement

Bandage
¼ tasse d'huile d'olive extra vierge

2 gouttes de vinaigre de vin blanc

Gros sel et poivre noir

préparation
Mélanger tous les ingrédients de la vinaigrette.

Mélanger avec le reste des ingrédients et bien mélanger.

Salade de tomates aux raisins rouges et de courgettes

Ingrédients:

10 morceaux. raisins rouges

3 tomates anciennes, coupées en deux sur la longueur, épépinées et tranchées finement

1/4 oignon blanc, pelé, coupé en deux sur la longueur et tranché finement

1 grosse courgette coupée en deux dans le sens de la longueur, tranchée finement et blanchie

Bandage

¼ tasse d'huile d'olive extra vierge

2 gouttes de vinaigre de vin blanc

Gros sel et poivre noir

préparation

Mélanger tous les ingrédients de la vinaigrette.

Mélanger avec le reste des ingrédients et bien mélanger.

Salade de chou rouge, tomates italiennes et oignons

Ingrédients:

1/2 chou rouge moyen, tranché finement

5 tomates italiennes moyennes, coupées en deux sur la longueur, épépinées et tranchées finement

1/4 oignon blanc, pelé, coupé en deux sur la longueur et tranché finement

1 gros concombre, coupé en deux sur la longueur et tranché finement

Bandage

¼ tasse d'huile d'olive extra vierge

2 cuillères à soupe. vinaigre de cidre de pomme

Gros sel et poivre noir

préparation

Mélanger tous les ingrédients de la vinaigrette.

Mélanger avec le reste des ingrédients et bien mélanger.

Salade de concombre et tomates au chou Napa

Ingrédients:
1/2 chou nappa moyen, tranché fin

5 tomates italiennes moyennes, coupées en deux sur la longueur, épépinées et tranchées finement

1/4 oignon blanc, pelé, coupé en deux sur la longueur et tranché finement

1 gros concombre, coupé en deux sur la longueur et tranché finement

Bandage
¼ tasse d'huile d'olive extra vierge

2 cuillères à soupe. vinaigre de cidre de pomme

Gros sel et poivre noir

préparation
Mélanger tous les ingrédients de la vinaigrette.

Mélanger avec le reste des ingrédients et bien mélanger.

Salade de chou rouge et napa

Ingrédients:
1/2 chou rouge moyen, tranché finement

1/2 chou nappa moyen, tranché fin

1/4 oignon blanc, pelé, coupé en deux sur la longueur et tranché finement

1 grosse courgette coupée en deux dans le sens de la longueur, tranchée finement et blanchie

Bandage
¼ tasse d'huile d'olive extra vierge

2 gouttes de vinaigre de vin blanc

Gros sel et poivre noir

préparation
Mélanger tous les ingrédients de la vinaigrette.

Mélanger avec le reste des ingrédients et bien mélanger.

Salade aux raisins noirs et rouges

Ingrédients:

12 morceaux de raisins noirs

10 morceaux. raisins rouges

1/4 oignon blanc, pelé, coupé en deux sur la longueur et tranché finement

1 gros concombre, coupé en deux sur la longueur et tranché finement

Bandage

¼ tasse d'huile d'olive extra vierge

2 gouttes de vinaigre de vin blanc

Gros sel et poivre noir

préparation

Mélanger tous les ingrédients de la vinaigrette.

Mélanger avec le reste des ingrédients et bien mélanger.

Salade Mangue Pêche Concombre

Ingrédients:
1 tasse de mangues coupées en dés

1 tasse de pêches en dés

1/4 oignon blanc, pelé, coupé en deux sur la longueur et tranché finement

1 gros concombre, coupé en deux sur la longueur et tranché finement

Bandage
¼ tasse d'huile d'olive extra vierge

2 gouttes de vinaigre de vin blanc

Gros sel et poivre noir

préparation
Mélanger tous les ingrédients de la vinaigrette.

Mélanger avec le reste des ingrédients et bien mélanger.

Salade Aux Champignons Enoki Cresson Et Courgette

Ingrédients:

1 bouquet de cresson, rincé et égoutté

15 champignons enoki, tranchés finement

1/4 oignon blanc, pelé, coupé en deux sur la longueur et tranché finement

1 grosse courgette coupée en deux dans le sens de la longueur, tranchée finement et blanchie

Bandage

¼ tasse d'huile d'olive extra vierge

2 gouttes de vinaigre de vin blanc

Gros sel et poivre noir

préparation

Mélanger tous les ingrédients de la vinaigrette.

Mélanger avec le reste des ingrédients et bien mélanger.

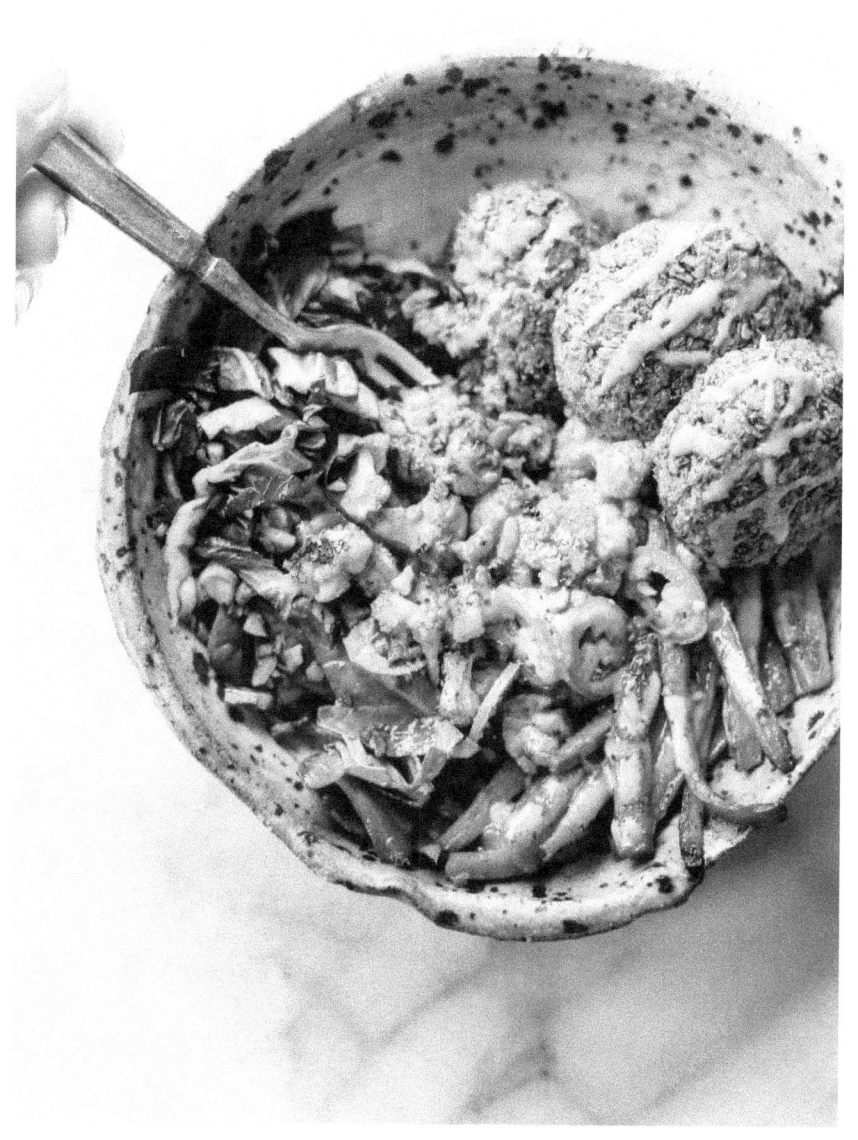

Salade de chou frisé, épinards et concombre

Ingrédients:
1 botte de chou frisé, rincé et égoutté

1 botte d'épinards, rincés et égouttés

1/4 oignon blanc, pelé, coupé en deux sur la longueur et tranché finement

1 gros concombre, coupé en deux sur la longueur et tranché finement

Bandage
¼ tasse d'huile d'olive extra vierge

2 cuillères à soupe. vinaigre de cidre de pomme

Gros sel et poivre noir

préparation
Mélanger tous les ingrédients de la vinaigrette.

Mélanger avec le reste des ingrédients et bien mélanger.

Salade de chou frisé, tomates et courgettes

Ingrédients:

1 botte de chou frisé, rincé et égoutté

5 tomates italiennes moyennes, coupées en deux sur la longueur, épépinées et tranchées finement

1/4 oignon blanc, pelé, coupé en deux sur la longueur et tranché finement

1 grosse courgette coupée en deux dans le sens de la longueur, tranchée finement et blanchie

Bandage

¼ tasse d'huile d'olive extra vierge

2 gouttes de vinaigre de vin blanc

Gros sel et poivre noir

préparation

Mélanger tous les ingrédients de la vinaigrette.

Mélanger avec le reste des ingrédients et bien mélanger.

Salade d'épinards, tomates prunes et concombres

Ingrédients:

1 botte d'épinards, rincés et égouttés

5 tomates italiennes moyennes, coupées en deux sur la longueur, épépinées et tranchées finement

1/4 oignon blanc, pelé, coupé en deux sur la longueur et tranché finement

1 gros concombre, coupé en deux sur la longueur et tranché finement

Bandage

¼ tasse d'huile d'olive extra vierge

2 cuillères à soupe. vinaigre de cidre de pomme

Gros sel et poivre noir

préparation

Mélanger tous les ingrédients de la vinaigrette.

Mélanger avec le reste des ingrédients et bien mélanger.

Salade d'eau de tomates cerises et concombres

Ingrédients:
1 bouquet de cresson, rincé et égoutté

10 tomatilles, coupées en deux sur la longueur, épépinées et tranchées finement

1/4 oignon blanc, pelé, coupé en deux sur la longueur et tranché finement

1 gros concombre, coupé en deux sur la longueur et tranché finement

Bandage
¼ tasse d'huile d'olive extra vierge

2 gouttes de vinaigre de vin blanc

Gros sel et poivre noir

préparation
Mélanger tous les ingrédients de la vinaigrette.

Mélanger avec le reste des ingrédients et bien mélanger.

Salade de tomates anciennes au concombre et à la mangue

Ingrédients:
1 tasse de mangues coupées en dés

3 tomates anciennes, coupées en deux sur la longueur, épépinées et tranchées finement

1/4 oignon blanc, pelé, coupé en deux sur la longueur et tranché finement

1 gros concombre, coupé en deux sur la longueur et tranché finement

Bandage
¼ tasse d'huile d'olive extra vierge

2 gouttes de vinaigre de vin blanc

Gros sel et poivre noir

préparation
Mélanger tous les ingrédients de la vinaigrette.

Mélanger avec le reste des ingrédients et bien mélanger.

Salade de pêches et tomates

Ingrédients:

1 tasse de pêches en dés

5 tomates moyennes, coupées en deux sur la longueur, épépinées et tranchées finement

1/4 oignon blanc, pelé, coupé en deux sur la longueur et tranché finement

1 gros concombre, coupé en deux sur la longueur et tranché finement

Bandage

¼ tasse d'huile d'olive extra vierge

2 cuillères à soupe. vinaigre de cidre de pomme

Gros sel et poivre noir

préparation

Mélanger tous les ingrédients de la vinaigrette.

Mélanger avec le reste des ingrédients et bien mélanger.

Salade de raisins noirs et de tomates prunes

Ingrédients:

12 morceaux de raisins noirs

5 tomates italiennes moyennes, coupées en deux sur la longueur, épépinées et tranchées finement

1/4 oignon blanc, pelé, coupé en deux sur la longueur et tranché finement

1 gros concombre, coupé en deux sur la longueur et tranché finement

Bandage

¼ tasse d'huile d'olive extra vierge

2 gouttes de vinaigre de vin blanc

Gros sel et poivre noir

préparation

Mélanger tous les ingrédients de la vinaigrette.

Mélanger avec le reste des ingrédients et bien mélanger.

Salade de raisins rouges et courgettes

Ingrédients:

10 morceaux. raisins rouges

5 tomates italiennes moyennes, coupées en deux sur la longueur, épépinées et tranchées finement

1/4 oignon blanc, pelé, coupé en deux sur la longueur et tranché finement

1 grosse courgette coupée en deux dans le sens de la longueur, tranchée finement et blanchie

Bandage

¼ tasse d'huile d'olive extra vierge

2 gouttes de vinaigre de vin blanc

Gros sel et poivre noir

préparation

Mélanger tous les ingrédients de la vinaigrette.

Mélanger avec le reste des ingrédients et bien mélanger.

Salade de chou rouge et tomatilles

Ingrédients:

1/2 chou rouge moyen, tranché finement

10 tomatilles, coupées en deux sur la longueur, épépinées et tranchées finement

1/4 oignon blanc, pelé, coupé en deux sur la longueur et tranché finement

1 gros concombre, coupé en deux sur la longueur et tranché finement

Bandage

¼ tasse d'huile d'olive extra vierge

2 gouttes de vinaigre de vin blanc

Gros sel et poivre noir

préparation

Mélanger tous les ingrédients de la vinaigrette.

Mélanger avec le reste des ingrédients et bien mélanger.

Salade de concombres, champignons et chou Napa Enoki

Ingrédients:
1/2 chou nappa moyen, tranché fin

15 champignons enoki, tranchés finement

1/4 oignon blanc, pelé, coupé en deux sur la longueur et tranché finement

1 gros concombre, coupé en deux sur la longueur et tranché finement

Bandage
¼ tasse d'huile d'olive extra vierge

2 cuillères à soupe. vinaigre de cidre de pomme

Gros sel et poivre noir

préparation
Mélanger tous les ingrédients de la vinaigrette.

Mélanger avec le reste des ingrédients et bien mélanger.

Salade d'ananas, tomates et concombres

Ingrédients:

1 tasse de morceaux d'ananas en conserve

5 tomates italiennes moyennes, coupées en deux sur la longueur, épépinées et tranchées finement

1/4 oignon blanc, pelé, coupé en deux sur la longueur et tranché finement

1 gros concombre, coupé en deux sur la longueur et tranché finement

Bandage

¼ tasse d'huile d'olive extra vierge

2 gouttes de vinaigre de vin blanc

Gros sel et poivre noir

préparation

Mélanger tous les ingrédients de la vinaigrette.

Mélanger avec le reste des ingrédients et bien mélanger.

www.ingramcontent.com/pod-product-compliance
Lightning Source LLC
Chambersburg PA
CBHW071431080526
44587CB00014B/1795